作者簡介

羅鈞令

現職　仁德醫護管理專科學校副教授
國立臺灣大學醫學院職能治療學系兼任副教授
臺北市學校系統職能治療師
「兒童發展聯合評估中心服務品質專案管理計畫」政策
　諮詢專家
臺灣職能治療學會理事
世界職能治療師聯盟職能科學國際諮詢團亞洲區代表

學歷　美國南加州大學職能科學與職能治療系哲學博士
美國德州女子大學職能治療系碩士
國立臺灣大學復健醫學系職能治療組理學士

經歷　國立臺灣大學醫學院職能治療學系系主任
國立臺灣大學醫學院職能治療學系講師、副教授
國立臺灣大學醫學院附設醫院復健部職能治療師、職能
　治療組組長
臺北市立仁愛醫院職能治療師
美國德州學校系統職能治療師
臺灣職能治療學會理事長
教育部特殊教育諮詢委員會委員
衛生署早期療育諮詢委員會委員
臺北市早期療育推動委員會委員
臺北市及新北市早期療育機構訪查委員

自序

　　近十多年來，自閉症孩童明顯增加許多，尤其是較輕微的高功能自閉症或亞斯伯格症孩童。目前，不論是在醫院的職能治療部門或是在學校體系中轉介職能治療服務的孩童，都以自閉症孩童最為常見。

　　回顧個人治療自閉症孩童近 30 年的經驗，早期因為對這類孩童的問題或困難的成因不太了解，接觸到的自閉症孩童又都是非常重度的，大多數都是沒有眼神接觸、沒有語言，有許多自我刺激行為，且日常生活完全無法自理的孩童。即使筆者很努力的教導他們，但是因為不得法，所以常常是事倍功半、效果不彰。自 1996 年開始進入學校系統去提供職能治療服務以後，有機會接觸到較多不同程度及表現的個案，並且看到自閉症孩童偶有超出預期的驚人表現，於是更仔細觀察孩童的行為表現，嘗試用不同的方法來介入，因而看到自閉症孩童的另外一面。漸漸地，筆者開始對自閉症孩童表現差異的原因有所了解，可以掌握他們的困難所在，且快速、有效地幫助他們突破障礙，並與外在世界互動。從此治療自閉症孩童對筆者而言不再是一項辛苦的工作，而是最富有挑戰、也最能夠得到成就感的工作。近年來隨著神經科學的發展，對於自閉症孩童的神經心理機轉有了更多的發現，筆者從臨床實務工作經驗中累積的治療技巧，也得到了科學實證的支持，讓筆者覺得非常開心。

筆者有一個很特別的經驗，那是某次前往一所幼稚園提供巡迴服務時，老師帶了一位有自閉症診斷的大班孩童來。老師表示，有幾件事她教了孩童很久都教不會，包括：用小木槌將木珠槌進洞裡、撕開糖果紙、模仿做聳肩的動作以及穿襪子等。聽完老師的陳述，筆者先和這位孩童寒暄並邀他一起來玩傳球。在互動過程中，筆者評估他是聰明可學習的孩童，而且他的手眼協調功能還不錯，於是請老師將玩具及糖果拿來，由筆者實際嘗試看看。結果在筆者的引導之下，這個孩童在十幾分鐘內完成了這四件事。這個結果印證了筆者的推測：這個孩童之所以學不會那四件事，並非是如老師所想的手功能或精細動作不良，而是他不知道究竟要怎麼做。因此當筆者提供他適當的線索，幫助他理解要怎麼做之後，他很快就學會了。所以筆者常告訴職能治療系的學生，如果你懂得自閉症孩童，就可能幫助他們立即學會之前學不會的事；反之，則可能你愈教，孩童愈喪失信心而排斥學習。因此家長、老師或治療師如果懂得自閉症孩童的困難，其教育、訓練或治療的結果可以有天壤之別。

還有一些孩童在筆者開始治療時完全沒有語言，也不會聽從指令，不順其意就會大哭大鬧。經過一段時間的治療後，語言就逐漸出現了，也能聽從指令。其中有一位孩童經過兩年多的治療以後，上幼稚園時，老師還說他是小天才，因為他沒有特別學過認字，就已經可以自己唸故事書了。當然這並不表示他的人際互動、生活適應從此就都沒有問題，但是這些孩童的發展與變化顯示，自閉症孩童就有如一塊不起眼的璞玉，原本看似弱智或低能的孩童，若是碰到了解他的人，懂得如何開發

或雕琢他，就可能讓其才智顯現出來。

然而，不是每一個孩童都會有像前述孩童那樣有戲劇性的變化。因為大多數自閉症孩童都可能存有一些後天習得的心理、情緒及行為方面的問題，而這些問題會影響其面對學習的態度，干擾學習。因此常常需要先處理這些情緒和行為問題，之後介入的效果才會顯著。

本書分為兩個部分：第一篇「認識自閉兒」，共有六章，主要是探討關於自閉症的理論部分，包括：自閉症的成因、自閉症孩童的特質及其神經心理機轉、影響自閉症孩童學習與表現的關鍵因素、幫助自閉症孩童發展與學習的基本原則，以及訓練技巧等，希望幫助家長、老師或醫療人員深入了解自閉症孩童行為特質的潛在原因及影響因素，進而能夠採取適當的方法或策略來幫助他們。

第二篇是關於自閉兒的教養實務，共有兩章：第七章是關於自閉症孩童日常生活事項的學習，分別探討動機、基本日常活動、玩／遊戲活動、表達溝通、人際互動、學習活動，以及課程安排等議題；第八章則是關於自閉症孩童的行為規範與特殊行為問題的處理，包括：常見的過動、衝動與注意力問題，以及情緒行為等問題。筆者以實際問題或案例的方式，來探討問題的成因及處理的策略與方法，希望相關人員可以很容易了解及應用，幫助自閉症孩童順利地學習並發揮潛能。

羅鈞令 謹誌

2012 年 8 月 10 日

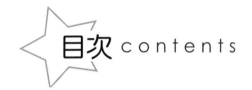
目次 contents

v

第1篇

認識自閉兒

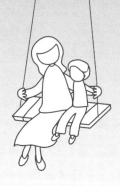

　　自閉症為 1943 年由美國的兒童精神科醫師肯納（Leo Kanner）首度提出，迄今已近 70 年，但是對於自閉症的罹患原因與障礙背後的機轉仍所知有限。由於自閉症孩童在發展、生活與學習等方面常有很大的障礙，因此不論是特殊教育或是特教相關專業（例如：職能治療、語言治療、心理治療等），都積極努力地尋求促進自閉兒發展與學習的方法，然而常常成效不彰或進展緩慢，因此坊間也衍生出許多另類療法。家長們抱著不願放棄一絲機會的心情，帶著孩子四處奔波、趕場，希望透過這樣的付出，能夠讓孩子進步得快一點。

　　筆者在從事兒童職能治療工作 30 年中，陸續接觸到許多自閉症個案，尤其在學校系統中，更可以看到各種不同程度與類型的自閉兒，逐漸能夠了解他們的問題，掌握他們的困難點，並快速有效的幫助他們理解與學習。由於自閉症的發生率逐年提高，也引起了科學界高度的關注。近十多年來，神經科學對於自閉兒的研究發現，更為筆者的臨床心得提供了有力的實證基礎，而逐漸發展出一套治療自閉兒的有效方法。

　　本書的第一篇將介紹自閉症為何，包括其成因與盛行率、自閉兒的特質及其神經心理機轉，進而連結自閉兒的神經心理機轉與其行為表現，幫助讀者了解影響自閉兒學習與表現的關鍵因素。之後，再據以發展出幫助自閉兒發展與學習的基本原則，以及訓練的策略及方法。第二篇則著重於這些原則、策略及方法的實務應用。這樣的安排主要是希望幫助讀者先充分了解自閉兒，包括對其行為有正確的理解與適當的期待，並懂得他們的困難點與障礙原因，知道他們需要何種線索或協助，進而才能夠在適當的時間點提供其適切的協助，同時也才能避免策略及技巧的誤用。如果能夠確實做到

這樣，則會發現自閉兒並不難懂，而且更能夠看見他們的優點，例如：單純、正直、信任、超強的觀察力（對細節的留意）與記憶力，也將會發現他們的聰明；藉由適當的協助，將可幫助他們充分發展潛能，和一般孩童一樣享受成長與學習的樂趣！

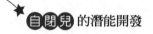
自閉兒 的潛能開發

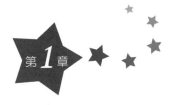

什麼是自閉症？

　　自閉症是一種發展障礙，通常在幼兒期即被發現。診斷自閉症的三大特徵是社會互動障礙、溝通障礙以及侷限的興趣、活動或僵化的行為模式（American Psychiatric Association, 2000），而這些症狀會造成終生的影響。

　　一般常以泛自閉症障礙症候群（autism spectrum disorder, ASD）來指稱具有這些特質的人，主要是因為這些特質的影響與嚴重程度因人而異。泛自閉症障礙症候群包括三種主要的亞型：自閉症（autistic disorder）、亞斯伯格症（Asperger syndrome），以及待分類的廣泛性發展障礙（pervasive developmental disorder not otherwise specified, PDD-NOS）。亞斯伯格症候群與自閉症的差別，主要在於前者的語言發展在早期並無明顯的遲緩，例如：和一般孩童一樣，2 歲會使用單字、3 歲能使用短句溝通。但有亞斯伯格症候群的孩童和患自閉症的孩童一樣，均具有社交互動障礙及僵化的行為或侷限的興趣與活動等特質，只是症狀比較輕微。另有一些孩童雖具有一些自閉症的

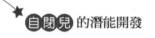

症狀，但未達自閉症或亞斯伯格症候群的診斷標準，就可能會被診斷為待分類的廣泛性發展障礙。

一、自閉症的盛行率

Newschaffer、Falb 與 Gurney（2005）根據美國教育部特殊教育辦公室的資料庫，回顧了 1975～1995 年出生的美國孩童於 6～17 歲間患有自閉症、智能不足、語言障礙、腦傷等的比例，結果發現自閉症的盛行率逐年增加，而其他障礙類別則無此現象。有鑑於此，美國疾病管制與預防中心（Centers for Disease Control and Prevention）致力於建置關於自閉症及其他障礙的監控系統，以掌握確實的發生率與盛行率。

根據美國疾病管制與預防中心發布的資料顯示，在 2002 年時，大約每 150 名孩童中有一名患有泛自閉症障礙症候群；至 2006 年，每 110 名新生兒中即有一名患有泛自閉症障礙症候群（Centers for Disease Control and Prevention, 2009）；而到了 2008 年時，估計每 88 名孩童中即有一名（Centers for Disease Control and Prevention, 2012）。這表示，美國自閉症的盛行率從 2006～2008 年增加了 23%，從 2002～2008 年則增加了 78%；男孩與女孩的比例約為 5：1。

在英格蘭，Leicester 大學的 Brugha 等人（2011）根據 2007～2008 年全國成人精神疾病罹患率普查資料發現，16 歲以上的成人罹患泛自閉症障礙症候群的比例為 9.8 ‰，男女比例分

別為 2.0% 及 0.3%，與美國兒童的情況相去不遠。

我國教育部特殊教育通報網統計，100 學年度自學前至高中職階段，總計有 9,052 名自閉症學童（教育部特殊教育通報網，2012）；依教育部統計處的資料，100 學年度自學前至高中職階段總計有 3,288,423 名學生來計算，盛行率約為 2.8‰。若根據內政部統計處公布的 2011 年身心障礙者福利統計（內政部統計通報，2012），至 2011 年底，全國自閉症患者有 11,211 人，占總人口比例 0.48‰，遠低於國外的比例。但與 2010 年底相較，增加了 10.34%，與 2001 年底相較，則增加了 339.65%。顯示我國的通報或統計數據極可能低估了實際的數目。

二、自閉症的成因

目前已知，自閉症孩童的腦部形狀與結構和一般孩童有所不同，關於其成因有多種推論，包括：遺傳、基因及醫學上的原因。由於在一些家庭中發現自閉症發生的比例較高，因此推測自閉症或許和遺傳有關，但尚未發現特定的基因。

此外，亦不排除懷孕、生產過程或環境因素的可能，例如：病毒感染、代謝失衡或接觸特定化學物質（如重金屬汞）等。某些病患罹患自閉症的比例較高，包括：X 染色體脆折症、結節性硬化，以及未治療的苯酮酸尿症等。

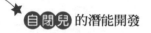

自閉症孩童的特質

　　自閉症是一種複雜的發展障礙,其對兒童的發展,不論在行為特質或嚴重程度上都可能有各種不同程度的影響。

　　患有自閉症的孩童之主要特質為溝通障礙、社會性互動障礙,以及行為、興趣與活動模式侷限、重複或刻板(American Psychiatric Association, 2000)。其表現形式在溝通方面,包括:缺乏口語、使用重複的語句、無法與人對話或起始交談等;在社會互動方面,包括:缺少與他人眼神交會或面部表情、不會與人分享喜悅、成就或興趣、難以與他人建立友誼關係等;在行為、興趣與活動模式方面,包括:種類十分侷限或對某些事物非常著迷、有重複性的身體動作、有固著的儀式化行為或常規、專注於物件的某一部分或細節等。此外,自閉症孩童的動作發展亦可能遲緩或表現笨拙。

　　患有亞斯伯格症的孩童也有類似的障礙,但其語言發展通常沒有明顯的遲緩,一般症狀可能較少或較輕微,認知能力在平均水準或優於平均水準。然而若仔細觀察,可能會發現他們

的語調較缺少變化或有特殊的腔調，用字遣詞過於正式，可能不懂他人話語中的幽默或反諷，也可能不懂談話的節奏或規則。從治療與訓練的角度來看，亞斯伯格症的症狀雖然較自閉症輕微，但影響其學習與適應的原因類似，因此處理的原則與方法也類似。

自閉症孩童的特質影響他們每日的生活，阻礙他們的發展、學習及生活適應，因此也帶給孩童家長與學校老師很大的困難與挑戰。羅鈞令、謝雅琳（2009）曾經透過訪談 3～7 歲的自閉症孩童家長，歸納整理出自閉症孩童在日常活動的表現特質，包括下列十點：

1. 口語表達少、語意不清楚或表達不適當，例如：自己用手比 1、2、3……，比到 10 的時候大人就要幫他比一個 1，但是他不會主動地說。

2. 較少參與需要與人互動或臨場反應的活動，例如：扮家家酒、玩鬼抓人或躲避球等遊戲。

3. 常有不合時宜的表現或行為，例如：上課時四處遊走或躺在地上、公然批評老師、自言自語、害怕新事物或場所。

4. 不會注意安全或自我保護，例如：容易走丟，或運動時扭傷腳還繼續玩，到第二天腳腫起來，走路一拐一拐的，家長才發現。

5. 固執、缺乏彈性，難以變通或適應改變。對於日常的作息或活動常有固定的作法，很難讓其改變，例如：一個讀幼兒園大班的孩子，平常晚上九點鐘就會上床睡覺，某一天

大人帶他外出，到了晚上九點，他就一直吵著要回家；1 歲
多的小嬰兒，平常看到大人拿著泡好奶的奶瓶時，就知道
要躺到沙發上等大人給他喝奶，某一天，大人將奶瓶放在
沙發上叫他去喝奶，他就不知道要躺到沙發上，而只是一
直將頭靠在沙發上表示要喝奶，並企圖去搆奶瓶給媽媽，
拿不到時就生氣或放棄。

6. 呆板、缺少變化，例如：重複玩固定的玩具或玩法，如火
柴盒小汽車，玩很久都不膩；總是畫同樣的圖畫或寫數字、
重複看同一本書，或重複玩電腦遊戲中的某一個步驟等，
如果不去干涉他，他可能持續數個月都做這些事或甚至更
久。

7. 注意細節而忽略整體，例如：畫圖時缺乏整體的設計；剪
圖時一直沿著線剪，而可能將一個人剪成好幾塊。

8. 注意「物」，而忽略「人」。和別人一起玩時，常因太過
執著於玩具或玩法而易與人衝突，因此難以與人合作。小
一點的孩子則可能為了拿某個玩具而從別的孩子身上踩過
去，像沒有看到似的。

9. 參與活動的時間過短或過長。通常對其特別喜歡的活動可
以做很久，甚至難以被中斷。然而對其他活動則可能不願
去嘗試或者只是點到為止，因此很難融入團體生活，導致
學校生活適應困難。

10. 活動表現不穩定、難以預料。有時對一般孩童而言很簡單
的活動他可能學不會，但較難的活動他卻做得不錯，例如：

一個 1 歲半的孩子，他可以蹲下去撿地上的東西然後再站起來，但是卻不會自己坐到地上。他走路的方式還是兩腳分得很開、兩腿僵硬，像剛學會走路的孩子。又例如：一個平時沒有語言的孩子，偶爾可能突然說出一個不曾說過的詞彙。

上述這些特質導致自閉症孩童在學習基本日常活動，如吃飯、穿衣、如廁、洗手等會有困難。此外，由於自閉症孩童常缺乏共同注意力（joint attention）（Bruinsma, Koegel, & Koegel, 2004），以致教他做活動時，學習效果不彰；即使教過的活動，他也可能不會主動去做，或無法持續完成。因此生活習慣的建立常有困難，例如：有一位就讀幼兒園大班的自閉症孩童，已經一個學期了，他還學不會每天到教室要做的基本動作：將書包歸位、換拖鞋並把鞋子排好，再去地板上玩。另一位孩童則是每天一早起來就坐在客廳沙發上，等母親過來對他說：「小寶貝，我們要洗臉、刷牙了。」他才要去做這些事。另有一些孩子則是每天晚上準備上床睡覺必須依照固定的儀式，因此照顧者需要花費較多的時間與精力來照顧有自閉症的孩童。

在幼兒園裡，孩童可能不理會團體規範而隨意走動，以致難以融入班級活動；也可能表現被動、心不在焉，事事都需要他人提醒。由於他們缺乏人際互動技巧，不會和同儕玩在一起，常常是一個人無所事事、四處遊走，或重複玩同樣的物件或玩法，如排列積木塊或小汽車。在家中，若無人引導，他或許可

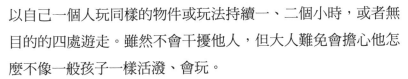

以自己一個人玩同樣的物件或玩法持續一、二個小時,或者無目的的四處遊走。雖然不會干擾他人,但大人難免會擔心他怎麼不像一般孩子一樣活潑、會玩。

　　自閉症孩童也常常有行為情緒方面的問題。由於其非常固執,表達與理解能力又不佳,事情不如其意時很容易就會感到挫折,並出現情緒反應,例如:作息時間改變、執行方法改變,或勉強他吃不喜歡的食物、穿不喜歡的衣物等,都可能會產生衝突。如果大人不了解原因,強硬要求孩子就範,很可能引起孩子更大的情緒反應。家長也可能為了避免引起衝突或孩子的情緒反應,而順著孩子的意去做,結果無形中增強了孩子的固執性,使得孩子的適應力愈來愈差,因此常讓家長陷入兩難的困境。

　　隨著年齡的增長,自閉症孩童面臨家長或老師逐漸增高的期待,壓力也愈來愈大;另一方面,來自於日常生活中的挫折或失敗的經驗,也是壓力的來源。此外,自閉症孩童也和一般孩童一樣有各種需求和需要被滿足,包括:被愛、安全感、歸屬感、成就感,以及自我實現等。如果這些需求未能獲得滿足,自閉症孩童也和一般孩童一樣,會發展出各種形式的行為來設法滿足其基本需求,例如:可能出現一些故意唱反調、引人注意或操縱他人的行為。因此家長常常發現其自閉症孩童在年幼時還比較好帶,但愈大愈難帶。如果不及早協助自閉症孩童,滿足其心理需求,則其行為情緒的問題可能愈來愈大、愈具破壞力,也愈難以改變。

　　由於自閉症孩童的特質多樣化且影響層面廣泛，使得其行為表現難以理解與捉摸，一般家長或老師在教導或訓練他們時，常有力不從心的感覺。若是能夠了解自閉症孩童的困難所在，並給予適當的引導或協助，則大多數的自閉症孩童也能夠像一般孩子一樣享受學習的樂趣。

自閉症特質的神經心理機轉

　　自閉症的診斷主要是根據前述的行為特質，但是自閉症對孩童的發展與學習之影響是非常廣泛且難以預測的，如果能夠了解造成自閉症特質的根本原因，將有助於家長、老師或相關專業人員治療或幫助他們突破障礙，學習生活技能、適應環境。

　　關於自閉症特質的理論主要有三種：心智理論（theory of mind）、核心凝聚力（central coherence），以及鏡像神經機制（mirror neuron mechanism）。分別說明如下。

一、心智理論

　　Baron-Cohen、Leslie 與 Frith 在 1985 年於《認知》（*Cognition*）雜誌上，為文質疑自閉症孩童是否具有心智理論。心智理論是指了解自己和他人的心智狀態之能力，讓人可以推測他人對某一狀況的想法，進而能夠預測他人的行為（Premack & Woodruff, 1978）。它是一種認知機制，在腦中形成自己與他人

心智狀態的表徵（representation）。此種能力對於了解他人話語的意涵、真實與想像的不同，以及正常的社交互動十分重要（Frith, 1989）。而後設表徵（metarepresentation）是了解假扮、信念、意圖等所必須的能力（Leslie, 1987, 1988）。許多研究發現，自閉症孩童缺乏心智理論，他們或許會玩由他人起始的結構性遊戲（如套杯組），但卻缺乏隨機的象徵性遊戲，例如：用木棍假裝牙刷刷牙，或把小積木塊假裝是食物舀來吃（Wetherby & Prutting, 1984）；他們可能知道別人的慾望或情緒，但卻不知道別人的信念或想法（Tager-Flusberg, 1993）；他們可能具有不涉及心智理論的社交行為，例如：和人下棋、向人道歉等，但卻缺少需要心智理論的行為，例如：留意到他人的窘境、主動聊別人感興趣的話題等（Frith, Happé, & Siddons, 1994）。

Baron-Cohen（1995）認為，了解他人想法的能力是逐漸發展而來的，其包括四個步驟：意圖偵測能力、目光方向偵測能力、共享注意力機制，以及心智理論機制；他稱此為讀心系統（mindreading system）。一般的孩童在 9 個月大以前，即已具有偵測他人意圖及目光方向的能力（Johnson & Vecera, 1993），在 9～14 個月期間，即有共享注意力機制（Butterworth, 1991），而 2～4 歲的孩童即已逐漸發展出心智理論機制（Leslie, 1987; Wellman, 1990; Wimmer & Perner, 1983）。

Baron-Cohen 等人（1985）使用「Sally-Ann」的活動，來檢測自閉症孩童能否知道他人的錯誤信念（false belief）。此活動

是當 Sally 將一個彈珠放入籃中後即離開房間，此時由 Ann 把 Sally 的彈珠移到自己的盒子中。然後施測者詢問受測孩童：Sally 回來時會在哪裡找她的彈珠。如果孩童指向原本的籃子，即表示他知道 Sally 會有錯誤的信念，以為彈珠仍舊在她原先放置的籃中。但如果孩童指向目前彈珠所在的盒子，則表示他不知道 Sally 的想法。實驗結果有 80% 的自閉症孩童未通過此測驗，而對照組的一般孩童與唐氏症孩童則僅有 14～15% 不通過。心智理論的提出有助於解釋自閉症孩童的溝通與社交障礙特質，自閉症孩童缺少和他人的目光接觸以及共享注意力，與其缺乏心智理論機制有一定的關聯。

然而，並非所有的自閉症孩童都缺乏心智理論機制。此外，自閉症孩童還有一些無法用心智理論解釋的問題，例如：興趣較偏限、較注意物件局部（相對於整體），以及要求同一性（sameness）（Kanner & Eisenberg, 1956）等。因此，Frith 等人（Frith, 1989; Frith & Happé, 1994）提出另一個或許可用以解釋自閉症特質的理論——核心凝聚力較弱。

二、核心凝聚力

早在 1960 及 1970 年代，即有許多研究發現自閉症孩童在「魏氏智力測驗」的各項分測驗之表現高低落差很大。他們通常在圖形設計分測驗（block design）的表現較佳，而在語文相關的分測驗（如理解）則較弱（Bartak, Rutter, & Cox, 1975; Hermelin & O'Connor, 1970）。此外，亦發現自閉症孩童與青少年，在學習或記憶無意義的字串或顏色（Frith, 1970a, 1970b; Hermelin & O'Connor, 1970），或尋找隱藏在一個複雜圖畫中的簡單圖形（Shah, & Frith, 1983）的表現，優於一般孩童與青少年。於是 Frith（1989）提出核心凝聚力的假設，也就是一般人會很自然地去尋求事物或資訊的意義，而自閉症患者的核心凝聚力則較弱。因此他們比較不受核心凝聚力的影響，能夠較容易找出隱藏在圖畫中的特定圖形或記住一些不相關聯的刺激。Shah 與 Frith（1993）進一步探究使自閉症患者在圖形設計活動的表現特別好的原因，結果發現如果把圖形分解開來，則自閉症患者與一般人的表現相當，但若是合在一起，則自閉症患者的表現明顯優於一般人；另外也發現，若是將圖形旋轉或是圖形有斜線以提高難度，兩組表現無明顯差異。此顯示自閉症患者在圖形設計活動的表現特別好與空間處理能力無關，因此支持其假設：自閉症患者的核心凝聚力較弱。Plaisted、Saksida、Alcantara 與 Weisblatt（2003）則發現，高功能自閉症患者篩選的音頻（auditory filters）較一般人廣，因此可能影響其辨別語言與雜訊的能力，尤其是當環境吵雜時，進而會影響其語言與概念的理解。

核心凝聚力是指，一般人隨著年紀的增長，能夠根據情境，整合各方面相關的資訊，形成一個核心概念或理解一件事物的全貌。一般人處理訊息的方式為整體優先（global precedence），包含處理整體資訊的速度較細部資訊快，且錯誤率較

低（整體優勢，global advantage），以及當細部及整體的資訊不同時，會產生互相干擾的效應，而使處理細部資訊的速度較處理整體資訊的速度慢（整體干擾，global interference）（Badcock, Whitworth, Badcock, & Lovegrove, 1990）。自閉症患者常常忽略情境，或只處理部分資訊或細節，而非以整體的角度來運用資訊（Bernad-Ripoll, 2007; Frith, 1989）。然而，Mottron 與 Belleville（1993）等人則提出階層缺失理論，認為自閉症孩童不論是在細部或整體的資訊處理上都與常人無異，而是在細部與整體的連結上有困難。也就是認為，自閉症孩童亦具有整體優勢，但是缺乏整體干擾。為了驗證這兩個理論，Mottron 與 Belleville（1993）、Ozonoff、Strayer、McMahon 與 Filloux（1994），以及 Plaisted、Swettenham 與 Rees（1999）都使用了「Navon Task」（Navon, 1977），來檢測學齡的自閉症孩童是否有整體優勢及整體干擾。Navon Task 是讓受試者觀看一系列由小的字母組合成的大字母，並要受試者說出看到的字母，最後統計答對的題數。如果當指定的字出現在小字時，自閉症患者答對的題數較多，出現在大字時，則相反，就表示自閉症患者可能較一般人容易注意到細節而忽略整體。但是 Mottron 與 Belleville（1993）、Ozonoff 等人（1994），以及 Plaisted 等人（1999）卻未能得到一致的結果。

Milne 等人（2002）運用一個偵測凝聚動作（coherent motion detection）的任務，來比較 25 位高功能自閉症孩童（平均年齡 11 歲 8 個月）與 22 位對照組的一般孩童。此任務為在一

個電腦螢幕上有許多光點,其中一部分光點會同時向左或右方移動,而其他的光點則隨意移動。結果發現,自閉症孩童的凝聚動作閾值較高,也就是說,自閉症孩童需要較多的光點同時移動,他們才可偵測到。此結果支持自閉症患者的核心凝聚力較弱之假設。

Witkin 與 Goodenough（1981）曾發現,在尋找隱藏圖形任務上表現優異者,在其他需要不受情境干擾的視知覺活動中表現亦佳,於是提出情境依賴與情境獨立的認知類型之假設。認知類型屬情境依賴者較易受他人意見影響,情境獨立者則較不在意他人的觀點。情境獨立與核心凝聚力弱的概念類似,一般人具有的凝聚或整合資訊的驅力和運用情境理解資訊可說是同一回事,它幫助人們了解細節與整體的關係,發展分類和概化資訊的能力（Frith, 2003）,例如:球與西瓜雖然質地不同,但都是圓的;西瓜與香蕉雖然形狀不同,但都是可以吃的水果。另一方面,它也幫助人們掌握事件的要領。在一般人中,孩童比成人較不易克服核心凝聚的驅力（Ames, Learner, Metraux, & Walker, 1953; Ghent, 1956; Meili-Dworetzki, 1956; Witkin, 1950）,未受過教育的人也比較依賴情境因素來理解與解決問題（Carraher, Carraher, & Schliemann, 1985）,此顯示對一般人而言,克服核心凝聚力可能是學習而來的。而自閉症患者的核心凝聚力弱是否可以改善呢?Frith（2003）注意到許多能力不錯的自閉症患者,即使缺乏本能的核心凝聚力,也可以習得心智理論,因而開始懷疑之前他所提出的核心凝聚力弱的假設之

正確性，但至今尚無一個定論。

另外，Baron-Cohen（2002）則提出系統化（systemizing）訊息處理類型的論點。系統化訊息處理類型的人對於機械性的運作有直覺性的了解，而且喜愛物理世界勝於心理世界；而另一類，同理化（empathizing）訊息處理類型者則相反。他並發現，自閉症患者長於系統化訊息處理，但拙於同理化訊息處理。Frith（2003）認為，系統化訊息處理與核心凝聚力弱是一致的，系統化訊息處理類型的人通常有其蒐集資訊的分類方式，並有自己的規則與連結系統，例如：Park 與 Youderian（1974）曾描述一個 12 歲自閉症女孩 Elly 的概念系統。Elly 將某些數字與情緒連結在一起，只要聽到那些數字就會異常興奮，因而無法說出那些數字。她原本會唱歌，但後來她將音樂與數字、她的名字、太陽、月亮、影子以及情緒連結在一起，就無法再唱了。Park 與 Youderian（1974）推測，Elly 創造這個系統，是因為她無法理解事件與情緒的社會意義，而這個系統可以幫助她用自己的方式組織及理解日常經驗。

關於自閉症患者的核心凝聚力較弱之神經機制，近年來集中於不正常的神經連結之假設（Belmonte et al., 2004）。Just、Cherkassky、Keller 與 Minshew（2004）等人使用 fMRI，量測17 名高功能自閉症患者與 17 名年齡、智力（總智商及語文智商80 以上）、性別、種族及社經地位相當的一般人（無特殊診斷），在從事文句理解活動時，其腦部激活的情形。結果發現，自閉症組在 Wernicke 區（左側上顳葉）的激活比對照組多，而

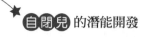

在 Broca 區（左額下回）的激活則較少。此外，自閉症組在不同皮質區之間的同步或關聯性激活都比對照組弱。這個發現顯示，自閉症患者的語言障礙，可能與其大腦處理語言的皮質區域之間缺少同步激活或訊息整合有關。

Herbert 等人（2004）曾針對 13 名 5.7～11.3 歲的高功能自閉症孩童與一般孩童的腦部 MRI 進行質量分析，結果發現自閉症孩童的放線狀白質比對照組擴大，此與自閉症孩童出生後頭圍比例增加是一致的，顯示其白質內部持續發展，這可能影響其皮質區之間的聯繫。由於與人溝通或互動需要處理跨感覺體的訊息（cross-modal information processing），自閉症孩童之放線狀白質擴大，可能會影響其複雜訊息的處理並造成核心凝聚力較弱，進而影響其溝通及社交互動。

綜合而言，自閉症孩童可能由於腦部的神經連結不正常，導致訊息整合不佳，尤其是跨感覺體訊息的處理或大腦不同的皮質區之間的連結不良，而影響其對情境或語言的理解，以致於無法做出適當的或符合情境的反應。

三、鏡像神經機制

有研究發現，當猴子自己做一個動作或是觀察另一隻猴子做那個動作時，同一組的神經元會被激活；人類也有類似的情形，此稱為鏡像神經元。鏡像神經元主要存在於腦部的下頂葉與下額葉皮質（inferior parietal and inferior frontal cortex）（Fabbri-Destro & Rizzolatti, 2008; Rizzolatti & Craighero, 2004），這顯示感覺與動作之間有對應的機制，單只透過觀察（視覺刺激）就能夠知道別人的動作行動為何。

在中樞神經系統中存在有各種行動（actions）的表徵。Jeannerod（1999）認為，行動表徵不只是記錄動作本身，還包括動作隱含的目的、達成目標的方法以及動作的結果。隨著鏡像神經元的發現，證實了這些神經元記錄的是動作行動的目的，而非動作本身（Alexander & Crutcher, 1990; Crutcher & Alexander, 1990; Fabbri-Destro & Rizzolatti, 2008; Hoshi & Tanji, 2000; Kakei, Hoffman, & Strick, 1999, 2001; Rizzolatti et al., 1988; Rizzolatti & Craighero, 2004; Umiltà et al., 2008），例如：當伸手抓握時，不論是用右手或左手，甚至是用嘴取物，許多相關的神經元同樣都會興奮。另外又發現，同樣是食指彎曲的動作，當用來抓握與抓癢時，其所對應的神經元是不同的（Rizzolatti et al., 1988）。近年更發現，隨著動作目的之不同（例如：抓東西來吃或是將其放到一個容器中），其所引起的神經元興奮的強度也會有所不同（Fogassi et al., 2005）。Stevens、Fonlupt、Shiffrar 與 Decety（2000）則發現，唯有當所看到的動作路徑是合理或可能的時候，大腦中的動作表徵才會有反應，而當所看到的動作路徑是不可能的時候，則不會引起反應。Prinz（2003）提出的普通登錄理論（common coding theory）認為，一個行動是依其可感知的效果而登錄的，正可以說明此現象。也就是說，知覺與行動是有直接關聯的，例如：有些神經元，

如後頂葉皮質（area PF），其登錄的是行動的結果，而無關達成目標的方式或媒介（Gallèse, Fogassi, Fadiga, & Rizzolatti, 2002; Kohler et al., 2002）。

(一) 鏡像神經機制與動作理解及學習

在一系列研究中發現，不讓猴子看到別的猴子之動作，單只聽聲音，如剝花生殼或撕紙的聲音，此猴子對應該動作行動的鏡像神經元（許多在F5區）亦會興奮（Kohler et al., 2002），這全賴鏡像神經元具有連結感覺與動作訊息的功能，並且是以目的或意圖為基礎來組織的。在 Umiltà 等人（2001）的實驗中，他們分別讓猴子觀察實驗者伸手抓取一個物件，以及只看到實驗者伸手但看不到抓取物件的部分，結果在第二種情況中，猴子的F5區域中的許多鏡像神經元同樣會興奮，其實在看到伸手的動作時神經元即已興奮。種種實證都顯示，猴子了解他人動作行動背後的意圖，或者牠可根據情境線索推測他人的下一個動作，亦表示鏡像神經元有助於連結所看到的行動與其他和其功能相關的行動（Rizzolatti, Fogassi, & Gallese, 2001）。因此當人們預期一個效果時，就可能引起一個行動（Hommel, 2004）。相反的，當觀看或聽到他人的行動時，也能夠聯想到其意圖或感受（Wilson & Knoblich, 2005）。

透過以非侵入性的電生理學或腦部影像學技術對人類所進行的研究證實，人類也有同樣的鏡像神經元機制（Fabbri-Destro & Rizzolatti, 2008; Rizzolatti & Craighero, 2004）。如同猴子的情

形一樣，人類的頂葉及額葉鏡像神經元區域的反應，主要取決於動作行動的目的，而非動作本身（Gazzola et al., 2007; Hamilton & Grafton, 2006）。在 Gazzola 等人（2007）的研究中發現，先天上肢發育不全者雖然沒有使用手的經驗，而是用腳或口取物，但當他們觀察他人以手取物時，其對應的鏡像神經元亦會興奮；這個結果支持鏡像神經元機制是以目的為登錄行動的依據之假設。此外，Hamilton 與 Grafton（2008）以功能性核磁共振造影技術（fMRI），進行了一個重複—抑制的實驗，實驗發現重複觀看行動結果相同的影片，不論其動作是否相同，都能夠抑制鏡像神經網絡的反應，包括右側大腦半球之下頂葉與右側大腦半球之下額回的反應。這個結果再次支持人類的鏡像神經元機制是以目的或結果來登錄行動的假設。

既然不論是親自執行動作或只是觀察他人動作，鏡像神經元都會被激活，此表示鏡像神經元在動作學習上即可能扮演重要的角色。Stefan 等人（2005）發現，透過觀察簡單的手指動作可以產生和實際練習一樣的效果，於是推測觀察動作可以和實際練習的動作一樣產生登錄程序，而在腦中形成動作表徵，因此主張透過觀察動作亦能夠有動作學習的效果。另外，使用穿顱磁刺激（transcranial magnetic stimulation, TMS）所做的研究發現，人類動作的神經系統在觀看無目標的動作時雖然也會有所反應（Fadiga, Fogassi, Pavesi, & Rizzolatti, 1995; Strafella & Paus, 2000），但其似乎主要是關於動作運動學之反應（Rizzolatti, Fabbri-Destro, & Cattaneo, 2009）。

(二) 鏡像神經機制與心智理論

　　雖然鏡像神經機制是指觀察他人行動時，自己執行同樣的行動時，會被激活的神經元亦會反應，但有多個研究顯示，想像自己或他人的行動與自己實際預備及執行該行動或觀察他人做該行動時，所涉及的腦部神經系統及活動雖有高度的重疊，但卻不盡相同（Decety, 2005; Decety et al., 1994; Ehrsson, Geyer, & Naito, 2003; Grafton, Arbib, Fadiga, & Rizzolatti, 1996; Michelon, Vettel, & Zacks, 2005; Ruby & Decety, 2001, 2003; Schubotz & von Cramon, 2004），這可能有助於理解他人的行動，並區辨自己與他人的行動。Calvo-Merino、Glaser、Grèzes、Passingham 與 Haggard（2005）在使用功能性核磁共振影像技術（fMRI）進行的研究發現，熟練的芭蕾舞者在觀看別的芭蕾舞者跳舞時，其大腦的前運動皮質與頂葉皮質啟動的程度比生手要強，這與神經效能理論相悖。因為以神經效能而言，熟練的神經功能效率應該比較好，因此啟動度應該較小才對。而這個發現支持了一個假設，就是當觀察到的他人行動與自己腦中的行動表徵愈一致，其額葉－頂葉迴路啟動的程度就愈大。在另一個 fMRI 的研究中，Grèzes、Frith 與 Passingham（2004）發現，當觀看自己或他人抬起一個箱子的行動影片並判斷其重量時，包括背側前運動皮質、左頂葉皮質及右小腦等多個大腦皮質區，都會產生活動，而且看自己的行動影片時，啟動動態神經反應的時間比較早。此反映出所觀看的行動與腦中的行動表徵愈接近，神

經反應愈快。這些都可能有助於分辨自己與他人的行動，同時也呼應了 Decety 與 Grèzes（2006）的看法：行動、知覺及預期等三種性質的假想只是程度上的差異，而對該行動愈熟練或熟悉，可能愈容易產生假想，也就愈容易了解行動者的意圖、感受及期待。

　　除動作外，當觀察到他人的情緒表現時，人們會不自覺地模仿，這可能可以幫助人們了解他人的情緒經驗（Hatfield, Cacioppo, & Rapson, 1994）。而由 fMRI 的實驗發現，當參與者觀看或模仿他人的面部表情時，會引起和實際表現出這些情緒時相似的神經活動（Carr, Iacoboni, Dubeau, Mazziotta, & Lenzi, 2003; Wicker et al., 2003），這再一次支持了知覺與動作之間有直接連繫的假設——透過觀察可啟動腦中的動作表徵，進而引起相關的情緒經驗，了解他人的情緒。此外，有學者針對疼痛刺激進行實驗，也發現了類似的結果：觀察他人接受疼痛刺激或是觀看會引起疼痛情況的圖片時，會引起實際感到疼痛時腦中部位的啟動，包括前扣帶皮質（anterior cingulate cortex, ACC）與前腦島（Jackson, Meltzoff, & Decety, 2005），而且神經活動的程度與疼痛指數相關。如果進一步要求受試者假想自己或他人遭受該情況時感受的疼痛程度，則會引起包括頂蓋（parietal operculum）、前扣帶皮質及前腦島的神經反應（Jackson, Brunet, Meltzoff, & Decety, 2005）。然而，想像自己疼痛與他人疼痛時所涉及的腦神經部位並不盡相同，其強度亦不同（Jackson, Brunet et al., 2005; Singer et al., 2004）。這表示觀察

或想像他人疼痛與想像自己感受疼痛，雖會引起一些同樣的腦神經部位之活動，但也有一些不同的神經元反應，這些發現再次支持同理他人感受及區辨人／我經驗機制的存在。

Decety 與 Jackson（2004）認為，對他人具有同理心的前提是能夠區辨自己和他人的感受。因此認識自己有自主性及獨立於外界，即是發展心智理論（theory of mind）能力及同理心的關鍵（Decety & Jackson, 2004; Rochat, 1999）。對於人我行動之不盡相同的內在表徵及／或神經反應的速度或強度之不同，都有助於發展自我能力的認知，進而發展心智理論與同理心，此為成功的社交互動所必須的能力。

此外，人們可以在腦中重演過去的經驗，以從中獲得愉悅、動機或資訊，這個過程稱作假想／擬想（simulation）（Dokic & Proust, 2002）。人們也可以有意識的運用想像力來假想現實世界及杜撰世界，產生內在表徵（internal representations），讓我們在看小說時能夠感同身受；能夠計畫自己的行為、預期自己與他人的行為，以及同理他人的行為，或與人社交互動。

假想可以是自動化（automaticity）的，也可以主動控制，例如：當觀看他人執行一個行動時，會自動引起假想的程式（Grèzes et al., 2004）。而一個人也可以主動想像在某種情況下他人的感受為何（Ruby & Decety, 2004）。此外，假想不只包含動作，還包括他人的心智狀態，如情緒、慾望、期待等。Hesslow（2002）認為，思想包括假想以及和環境的互動。關於假想，他提出三個主要的假設：(1)假想行動：不需實際的動作，

我們可以啟動負責實際行動的腦組織；(2)假想知覺：不需外來的刺激，單憑想像就能夠產生跟實際一樣的知覺；(3)預期：透過關聯機制（associative mechanism），而能夠經由行為或知覺活動引起腦中感覺區產生其他的知覺活動。有許多神經生理的研究實證支持這些假設（Decety, 2002; Grèzes & Decety, 2001; Meister et al., 2004）。Decety 與 Grèzes（2006）認為，這三種假想在本質上並無不同，而是程度上的差異，它們有共同的推測程式，即儲存在腦中的行動表徵（包括情緒等）。

(三) 自閉症患者的鏡像神經機制

泛自閉症（ASD）是一種異質性發展症候群，其主要障礙為社交互動與溝通（Kanner, 1943），其溝通障礙包括口語、文字及非口語（肢體語言）的表達與理解障礙。此外，對於情感的連結及情緒的理解亦有困難，因此不利於其社會互動（Hobson, 1993）。再者，興趣及活動種類與方式常較侷限且重複性高，對某些聲音特別敏感亦是他們常有的症狀。此外，他們的模仿（Williams, Whiten, & Singh, 2004）及心智理論（Baron-Cohen et al., 1985）亦有問題。這些自閉症的症狀與鏡像神經機制的功能十分相似，因此有學者提出鏡像神經機制損傷的假設（Williams, Andrew, Thomas, & David, 2001），也陸續有許多實證支持此假設（Dapretto et al., 2006; Martineau, Cochin, Magne, & Barthelemy, 2008; Nishitani, Avikainen, & Hari, 2004; Oberman et al., 2005; Pascual-Leone, 2005）。

　　Oberman 等人（2005）使用傳統 EEG 來觀察大腦動作皮質區 mu 波的變化。一般人當執行動作或觀看他人動作時，其 mu 波頻率會降低，而觀看物件（如球的彈跳）則無此效果，因此可以以此做為鏡像機制存在的指標。實驗結果發現，自閉症患者在自己手部動作時，mu 波的確有減少，但在觀看他人手部動作時，則無此現象，這顯示其鏡像機制與一般人不同。Cattaneo 等人（2007）讓自閉症孩童與一般孩童，分別觀看實驗者從盤中拿食物放入口中或拿物件放到肩上的容器中，並記錄孩童的下頜舌骨肌的肌電活動。下頜舌骨肌是與吞嚥作用相關的肌肉。結果發現，一般孩童在觀看實驗者拿取食物時，其下頜舌骨肌有啟動，而自閉症孩童則無此反應。Cattaneo 等人進一步要這兩組孩童分別從盤中拿食物放入口中，結果發現，一般孩童當用手伸出去拿取食物時，其下頜舌骨肌即開始活動，而自閉症孩童則是直到將食物拿到口中時，其下頜舌骨肌才有反應。此研究結果顯示，一般人的相關運動神經元是依動作鏈（motor chain）而組織的，這有助於行動的流暢，並且有助於根據觀察他人的行動來了解其意圖。Gallese 與 Goldman（1998）認為，這可能是讀心（mind-reading）能力的必要條件。但自閉症孩童不只缺乏一般孩童所呈現的依動作目標而有系統的組織及執行一個行動的能力，也無法理解他人行動的意圖。

　　另一方面，Raymaekers、Wiersema 與 Roeyers（2009）等人以 20 名 8～13 歲的高功能自閉症（high functioning autism, HFA）孩童進行類似的實驗，卻有不同的發現。他們發現，HFA

孩童和對照組的表現類似，不論是自己動作或觀看他人的手部動作，都出現 mu 波抑制現象。他們進一步檢驗後發現，此 mu 波抑制現象與兩組孩童的智力相關，智力愈高的孩童，其 mu 波抑制愈多。此外，在 HFA 組與孩童年齡亦有關，年齡愈大的孩童，其 mu 波抑制愈多，而與自閉症狀的嚴重度則無明顯相關。另外，Oberman、Ramachandran 與 Pineda 等人（2008）針對觀察者與所觀察的執行動作者之熟悉度進行研究，結果發現，自閉症孩童雖然在觀察陌生人的手部動作時未出現 mu 波抑制，但當他們在觀察監護人或兄弟姊妹的手部動作時，則顯現有 mu 波抑制，顯示熟悉度可能是一個影響自閉症孩童鏡像神經機制的因素。

　　動作選擇（movement selectivity）是神經元（包括鏡像神經元）在知覺動作時的基本特點之一，其反應大腦能夠區辨不同的動作，不論是觀察他人或自己執行的動作或目標。Dinstein、Hasson、Rubin 與 Heeger（2007）曾實驗證明人類的鏡像神經系統區具有動作選擇的神經元，並且隨著重複觀察或執行手部動作時會出現適應（adaptation）現象，即反應減小。

　　Dinstein 等人（2010）以動作選擇來檢驗有高功能自閉症（HFA）診斷者之鏡像機制；他們假設如果自閉症患者的鏡像系統功能有障礙，則將不會出現動作選擇及適應現象。他們讓 13 個有 HFA 的人（19～40 歲，平均年齡 27.4 歲）和 10 個年齡相當的一般人，分別觀察及執行六種手部姿勢動作，並記錄其 fMRI。結果發現，HFA 組的表現與對照組相似，包括在觀察或

執行不同的手部動作時，其鏡像系統區的 fMRI 反應及適應反應。因此 Dinstein 等人質疑自閉症患者無法模仿或理解他人的動作及意圖，是因鏡像機制障礙所導致之假設。事實上，目前並無實證支持鏡像神經機制與動作模仿或理解之間有直接的因果關係。依 Dinstein 等人的假設，如果自閉症患者可以有正常的動作選擇反應，即表示鏡像系統功能正常。為何他們會有模仿及理解他人動作意圖的困難呢？Dinstein 等人推想，動作模仿可能涉及許多神經元群組，例如：視覺、動作計畫、動作執行、工作記憶及情緒等，而鏡像神經元只占其中約 10%（Fogassi et al., 2005; Gallese, Fadiga, Fogassi, & Rizzolatti, 1996; Kohler et al., 2002; Umiltà et al., 2001）。此外，他們發現自閉症組的組內差異較對照組大，個案本身在每次嘗試時的表現差異也較對照組大，此顯示自閉症患者的表現較不穩定，可能與其內在神經雜訊（intrinsic neural noise）有關（Markram, Rinaldi, & Markram, 2007; Rubenstein & Merzenich, 2003）。然而由於 Dinstein 等人實驗的動作是六種手部姿勢，亦即動作本身即是目的，而非為達成某種目的之手段，因此在其實驗中，自閉症組與對照組有相似的 fMRI 反應，並不代表他們模仿或理解較複雜的動作任務也沒有問題。如果確如 Dinstein 等人的推論，動作模仿及理解涉及許多不同的神經元群組，愈複雜的動作任務所須的連結與整合也更多，那麼動作任務之性質或複雜度，可能是導致實驗結果不同的原因之一，此顯示鏡像機制尚有許多相關影響因素有待探討。

　　自閉症患者的模仿障礙最早是由 DeMyer 等人（1972）所提到，其後又有許多研究發現，有自閉症的幼兒（Aldridge, Stone, Sweeney, & Bower, 2000; Charman et al., 1997; Charman et al., 1998; Dawson, Meltzoff, Osterling, & Rinaldi, 1998; Rogers, Hepburn, Stackhouse, & Wehner, 2003; Sigman & Ungerer, 1984; Stone, Lemanek, Fisher, Fernandez, & Altemeier, 1990; Stone, Ousley, & Littleford, 1997）及學齡兒童（Green et al., 2002; Hammes & Langdell, 1981; Jones & Prior, 1985; Ohta, 1987; Smith & Bryson, 1998）的模仿能力，較一般兒童或有發展障礙或智能障礙的兒童差。亦有少數研究顯示，此障礙甚至會持續到青少年及成人期（Avikainen, Wohlschlager, Liuhanen, Hanniren, & Hari, 2003; Hobson & Lee, 1999; Rogers, Bennetto, McEvoy, & Pennington, 1996）。Meltzoff 與 Decety（2003）以及 Meltzoff 與 Moore（1997）根據其針對嬰兒的模仿能力所做的實驗主張，嬰兒要能夠模仿他人的面部表情，內部必須有一個配對所觀察到的與自己所做的表情之功能，因為他看不到自己的表情。此執行／觀察配對系統（execution/observation matching system）是跨感覺形式處理（cross modal processes）的必要條件，它幫助觀察者將其所看到的行動透過激活其自身的動作系統來理解（Bernier, Dawson, Webb, & Murias, 2007）。因此自閉症患者有模仿障礙的原因之一，可能是其有自己－他人配對的障礙（Williams et al., 2004）。由於執行／觀察配對系統不良，影響跨感覺形式處理的功能，使得自閉症患者無法有效的形成並協調自己與他

人的行動表徵（Meltzoff & Gopnik, 1993; Rogers & Pennington, 1991）。Bernier 等人（2007）以 EEG 記錄 mu 波的方式，探究自閉症成人的執行／觀察配對系統，以及其與實際的模仿能力之關係。他們以 17 名 HFA 的成人為對象，及 16 名健康成人為對照組，記錄並比較他們在觀察、執行及模仿用手捏一塊木板時的 mu 波抑制情形。結果發現，自閉症組在觀察時，其 mu 波抑制明顯較對照組少，因此支持自閉症患者的執行／觀察配對系統障礙的假設。此外，他們並發現 mu 波抑制與模仿能力相關，尤其是模仿面部表情的技巧。mu 波抑制愈少，其模仿能力愈差；這可能是因為臉部模仿比手部動作的模仿需要激活更多的執行／觀察配對系統之故。

　　由於有實證顯示，鏡像神經系統與一般成人的動作理解及模仿相關，Hamilton、Brindley 與 Frith（2007）認為，若是自閉症患者的鏡像神經抑制損壞，那麼他們必然無法模仿及理解他人的動作，於是即針對此點進行了一系列的實驗。他們以 25 名平均年齡 8 歲 1 個月，語文智力 4 歲 3 個月的自閉症孩童為對象，並找了 31 名語文智力相當的一般孩童（平均年齡 4 歲 1 個月）為對照組。自閉症孩童組的心智理論能力明顯較一般孩童組弱，此顯示他們理解他人的想法及信念的能力較其語文智力弱。其實驗內容包括四個部分：(1) 模仿以特定的手去碰觸桌上左右兩個目標之一；(2) 以鏡像方式模仿用手去碰觸桌上前後兩個目標之一；(3) 模仿或依指示以正手或反手方式拿起一根一半紅一半藍的木棒，並將其直立在黑色或白色的目標上；(4) 圖片

配對，從三張手部圖片中找出適合卡通圖畫中人物的手。結果
發現，自閉症孩童在前三項的表現與對照組孩童相當，在第四
項活動的表現上則較佳，此結果不支持自閉症孩童有鏡像神經
元障礙的假設。然而，由於 Hamilton 等人的實驗只是模仿動作
本身，並不需要理解動作的意圖或目標，而圖片配對則可以根
據視覺線索來完成，因此並不足以證明自閉症患者沒有鏡像神
經機制的問題。此外，Hamilton 等人在其第三項實驗中發現，
孩童的抓握模仿及動作計畫能力與語文智力有顯著相關，此與
Raymaekers 等人（2009）的發現一致。

　　Rizzolatti 等人（2009）曾進一步探究自閉症孩童是否有能
力了解動作行動以及其背後的意圖，他們讓一般孩童與自閉症
孩童觀察一個人執行一個有目的之動作行動，之後問他們那個
人在做什麼以及為什麼這樣做。結果發現，自閉症孩童可以說
出其動作（如拿一個東西），但無法說出其目的（如拿來吃）。
自閉症孩童可能會依據物件的用途來猜想（如剪刀是要剪東西
用的），而無法由所觀察到的行動本身來判斷執行者的意圖。
這個結果支持 Hamilton 等人（2007）的觀點：單純的動作模仿
應與心智理論分開來看。

　　此外，Rogers 等人（1996）以及 Stone 等人（1997）曾發
現，自閉症患者模仿無意義的動作時表現較差，且當觀察無意
義的行動時，其神經反應也較小（Oberman et al., 2005）。相反
的，當觀察有目標的行動時，則其反應與一般人相同。

　　綜合而言，神經科學的研究結果顯示，鏡像神經機制極可

能與自閉症患者的障礙特質相關，而且不是單純的好壞或有無的問題而已。鏡像神經機制可能與個人的智力、和行動者的熟悉度、行動對個人的意義，以及行動的複雜度，或是否具有隱含的目的等因素相關，所以還需要更多的研究來證實，而這些影響因素都是治療或訓練自閉症患者時可以運用的因子。

第4章

影響自閉症孩童學習與表現的關鍵因素

　　自閉症孩童在許多方面都可能出現問題或困難，若要逐一處理或訓練，既費時、效果亦不好，因為若不是針對問題背後的原因來處理，而只是處理表面行為，不僅可能無效，甚至可能產生反效果，例如：某位有亞斯伯格症的幼兒園大班孩童，2、3歲時就很不聽話，對長輩沒有禮貌或欺負妹妹，媽媽訓誡無效就施予體罰，結果發現不只無效，反而愈來愈反抗，而且常說出讓大人心驚的話，例如：「我恨你，我要把你殺死。」探究其行為背後的原因：對長輩不禮貌是因為他這樣對阿公時，阿公完全不以為意，所以他以為可以這樣；跟妹妹玩時，他無法容忍妹妹移動他布置的玩具，否則就會大發脾氣，妹妹常因此而被他弄哭，向大人告狀。媽媽只針對其不當行為處理，孩童並不明白為什麼不可以，所以其行為不會改變，反而怨恨媽媽。

　　從第二章關於自閉症特質成因的探討及筆者的臨床觀察綜

合分析，造成孩童學習與適應困難的關鍵原因，是他們在組織與整合訊息方面有困難，例如：前述的大班孩童，雖然媽媽告訴他不可以對阿公不禮貌，但是他這樣對阿公時，阿公還是笑嘻嘻的，讓他覺得阿公喜歡他這樣；他並不知道阿公是疼自己的孫子，才不以為意，並非每個人都可以接受他這樣。如果能夠協助他理解這一點，他或許就會調整自己的行為。連結訊息、了解事情的全貌，其表現就可望改善。

　　在第二章中提到過的那位大班學童，一學期都未學會到教室後自動擺放書包、更換拖鞋等流程，經筆者詢問老師是如何教導時，老師表示：就是看他不知道要做什麼時，才會告訴他去把書包放好，但書包放好後他又不會自動更換拖鞋，於是要再提醒他；每件事都得提醒，而且每天如此，他總是學不會。筆者分析該孩童始終學不會的原因，很可能是因為他尚未得到這整個流程的概念，因為老師每次只提醒他做一件事，當發現他沒有繼續做下一件事時才再提醒他，因此他習慣等老師告訴他做什麼才去做，而不會自動將幾件事連起來做。由第二章的文獻回顧得知，自閉症孩童的核心凝聚力較弱，其原因可能是大腦中不同皮質區之間的連結較少（Just et al., 2004），因此他們不會自動將相關的訊息連結起來，形成一個完整的概念。所以雖然老師每天都教該孩童，但他始終無法如老師期待的自動完成整個流程。於是筆者建議老師，隔天當孩童來到教室後，協助他連貫的完成所有步驟，中間不要中斷，一面做一面告訴他現在在做什麼。這樣教了兩天，該孩童就學會了。

　　這個結果印證了筆者的推想：該孩童並非沒有能力做或不願意配合，而是不知道老師的期待為何。當老師帶著孩童一步接一步地完成整個流程時，就可以幫助孩童了解整件事的全貌，他也才知道老師期望他做的是什麼。一旦了解之後，他就可以主動去完成了。

　　再舉一個實例，同樣是幼兒園大班的孩子，有自閉症診斷。老師說他不會玩敲木珠的遊戲，就是用一根木槌把木珠一顆顆敲進一個木箱上的洞裡之遊戲。老師教了他很久，他都學不會。筆者先觀察這個孩子的作法，他拿著木槌對著木珠敲，但是並沒有用力，敲的時候木槌還在手中晃。因此推測他是不懂得要怎麼敲，也不知道「敲」這個動作與木珠掉進洞裡的關係。於是筆者抓著這個孩子的手大力地敲，敲進了第一顆木珠，接著第二顆，敲第三顆木珠時，筆者就放手讓孩子自己敲，結果他很順利地敲進剩下的兩顆木珠！這個孩子能夠在這麼短的時間裡學會的關鍵，就在於筆者掌握了孩童困難的原因，幫助他從實際操作中了解怎麼做這件事。一旦他了解了，就一點困難也沒有。他也看過別人怎麼做，在第三章中曾討論過，自閉症孩童的鏡像神經機制與一般孩童不一樣，使得他們不易經由觀察來理解或學習。老師雖然告訴他要怎麼做，但是他可能無法將口語說明與實際的動作連結起來。筆者藉由抓著他的手大動作地做，同時說：「敲！敲！敲！」幫助孩子透過實際操作來了解要如何敲。在這個過程中，孩子不只學會了玩敲木珠的遊戲，得到一個完整的概念，並且也將語言與動作連結。

　　上述例子清楚說明了阻礙自閉症孩童學習的關鍵通常不是智能障礙，也不是力量或協調的問題，而是他不會自動組織不同感官所接收到的訊息，或先後接收到的訊息，並加以理解，形成一個完整的概念。換言之，是不了解情境或活動的全貌，進而無法形成有效的動作概念，因此導致其動作笨拙，表現不符合期待，常常讓人覺得他們很白目或是在狀況外，或者好像肌肉無力或動作協調不佳。值得慶幸的是，大多數的自閉症孩童是可以學習的，只要能夠幫助他們了解事件的全貌，協助他們獲得動作的概念，他們的表現就可能立即獲得改善。

第5章

如何幫助自閉症孩童
發展與學習

　　自閉症孩童的特質對其生活與學習的影響非常廣泛,包括:
行走、說話、吃飯、穿衣等基本日常活動,以及遊戲、與人互
動或融入團體等,都可能有困難。從功能性技巧的發展來看,
不論是粗動作、精細動作、溝通表達、人際互動技巧,或情境
與概念理解等能力都可能受到影響,因此自閉症孩童的治療或
訓練是一項十分複雜、繁瑣的工作。自閉症的介入策略或方法
非常多(Myles, Swanson, Holverstott, & Duncan, 2007),有的是
針對自閉症孩童的功能性技巧做訓練,例如:知覺動作或感覺
整合訓練、認知訓練或社交技巧訓練等;也有的是以孩童的日
常生活事項為目標,透過應用性活動分析及教學原理來訓練孩
童學會這些事項。不同的訓練方法在其所針對的目標上,都可
能有或多或少的效果。然而,不論是針對功能性技巧或日常生
活事項做訓練,其效果通常只侷限於訓練過的特定項目,而由
於自閉症特質對孩童生活的影響是全面的,因此這類的訓練方

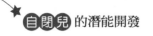
法總有掛一漏萬的無奈。

在第四章中,筆者歸納了影響自閉症孩童生活與學習的基本原因,是在於訊息整合困難,無法了解事件的全貌,因此無法做出適當的反應,也無法有效的學習。所以家長、老師或訓練者只要能夠幫助孩童了解情境或事件的全貌,他可能就可以有適當的表現。

在第三章中,筆者介紹了自閉症特質的成因,鏡像神經機制障礙與大腦跨區域之間的連結較少,和自閉症孩童的臨床表現一致。而由實驗結果得知,自閉症患者並非全無鏡像神經機制,當目標活動對執行者而言是有意義的或可理解時,其反應會比較好。此外,教導者或示範者若是孩童熟悉的人,其鏡像神經機制也較能發揮作用。因此在教導自閉症孩童時,首先須與孩童建立良好的信任關係;訓練的項目最好是日常必要的活動,並且在真實的情境中進行,效果會比較好。

一、自閉症孩童的學習

在學習訓練的基本原則之前,必須先了解自閉症孩童的學習方式與困難。一般孩童的學習主要是透過自由探索、觀察模仿或他人的教導等方式進行,而在探索、模仿或試做中,孩童能夠組織其經驗,並根據他人的回饋或結果調整其作法,直到達成目標或學會為止。而自閉症孩童雖然可能也會探索周圍的環境或物件,但是他可能只是聚焦於局部,而缺乏對環境和物

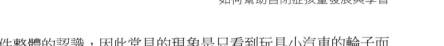
件整體的認識,因此常見的現象是只看到玩具小汽車的輪子而一味的撥弄,卻不會像一般孩童那樣推著小汽車玩;或者只注意到皮球的氣眼,用手指去摳弄,而不會主動的滾或丟球。

由於鏡像神經機制的障礙,自閉症孩童大多不會主動觀察或模仿他人的活動。曾經有位幼兒園老師提到某位有自閉症診斷的孩童,無法教會他做聳肩的動作,即使老師帶著全班一起做,他也無法經由看別人做而學會。

至於教導的方法,一般是以口頭說明為主,再搭配示範或指出重點的方式進行。但口語理解是自閉症孩童的主要困難之一,他可能也無法將口語說明和示範或手勢連結起來。因此使用一般教普通孩子的教法來教自閉症孩童,不只是教的人會感到挫敗,被教的孩童更是會感受到極大的壓力與挫折。若持續下去,通常最後是孩童拒絕再學、逃避或爆發情緒收場。

另一方面,自閉症孩童雖然無法透過一般孩童學習的方式有效地學習,但他可能有自己的學習方式。自閉症孩童通常有不錯的記憶力,他雖然弄不懂所處情境的社會意義,但是他可能記住了所有的線索或狀況。當他處在類似狀況或有相同線索的情境時,就可能做出同樣的反應,例如:筆者曾經治療過一個高功能自閉症的國二男生,他的課業在班上是前十名,但人際互動方面則較退縮。有一次和他一起接受治療的另一名國三的外國孩子突然偏頭痛發作,於是在與筆者討論(用英語)後,就先回家去了;待那個孩子離開後,筆者問這名國二生:「你知道他為什麼回家嗎?」他說:「他得了肺炎,所以回家。」

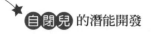

筆者問他：「你怎麼認為他得肺炎的？怎麼樣會得肺炎？」他說：「感冒太嚴重就會得肺炎。」進一步問他：「那你看他有感冒的症狀嗎？」他想了一下說：「好像沒有。」於是筆者告訴他不是這個原因，並要他再想想看。結果他說：「他媽媽得重病，所以他要回去。」筆者再告訴他不是，他才說：「我不知道他為什麼回去？」這個例子提醒我們，當自閉症孩童的表現不如我們所預期時，千萬不要笑他，而是要去協助他釐清其盲點，讓他清楚看到事件線索之間的邏輯。自閉症孩童並不笨，只要有人協助他看到事件背後的道理或關鍵，他就可以學會，並應用在其他事情上。

二、訓練自閉症孩童的基本原則

訓練自閉症孩童的基本原則就是針對其核心問題——概念理解或獲得困難，協助孩童獲得完整正確的概念，他就可以有適當的表現。

幫助孩童理解的第一步是先要了解孩童的行為及其背後的原因或邏輯，例如：前述的國二男生，筆者推想他的回答很可能是基於過去曾經有過的經驗，包括也許老師曾說過某位同學因得肺炎請假，也或許他在電視劇中看過媽媽得重病，須趕回去探望的例子。當筆者問他是否知道同儕為什麼回家時，他即在腦中的資料庫裡搜尋相似的情況來套用。這也可以解釋為什麼自閉症孩童的行為或反應常常出人意料。

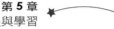
　　了解自閉症孩童學習模式上的困難，提供他適當的線索或正確的經驗，確保他做出正確的反應，在過程中幫助他連結視覺、聽覺及運動覺等訊息，讓他不只是做對，並且知道為什麼要這樣做。換句話說，我們不只是幫助他做這一件事，而是藉由這一件事教他理解情境、組織訊息的方法，期待他漸漸地可以學會自己理解、判斷及做反應的能力，例如：那位國二學生回答錯誤時，筆者反問他為什麼那樣認為，並引導他思考什麼情況會得肺炎，讓他看到其回答與實際情況的出入。在這個過程中，該生即可逐漸學會推理及判斷事情的方法。

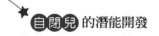

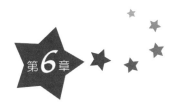

第**6**章

訓練自閉症孩童的 策略與方法

　　在第五章中，筆者提到有效幫助自閉症孩童的方法，不是一件一件事項去訓練或一項一項技巧去教他，而是掌握到自閉症孩童的核心障礙——訊息連結及概念理解困難，幫助他克服這個障礙，學會理解情境或語言的方法，也就是教他釣魚，不只是給他魚吃。這樣的訓練方法可以在日常生活中進行，因為在自然的情境中，包括自然的環境與時間，做當下該做的事，是最容易理解，也是最有意義的事，因此這種訓練方法可同時兼顧孩童的日常生活與學習。一方面讓自閉症孩童像一般孩童一樣參與日常生活中的每一件事，並盡可能讓他得到成功或愉快的經驗；在活動的過程中則致力於幫助孩童連結線索，獲得完整、正確的經驗，增進其理解能力。

　　筆者根據個人以這種方法治療自閉症孩童多年的經驗，歸納出下列九個訓練目標，後續將逐一說明。

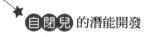

一、建立關係

　　大多數的自閉症孩童缺少與他人的眼神接觸，自顧自地活動或待著不動，這種情形下是無法進行訓練或教學的。若用要求或限制其行動的方法來強迫他學習，效果通常也不好，並且會使孩童對他人（通常是大人）缺乏信任感，發展出哭泣、發怒或退縮等行為來逃避加諸於他的壓力。因此，和自閉症孩童建立互信的關係是訓練孩童的首要工作，一旦孩童對你產生好感，和你的眼神交會及反應都會增加。

　　自閉症孩童雖然不看人，喊他可能也沒有反應，但不表示他完全不注意外界，因此建立關係的第一步是吸引他的注意。沒有一個孩子是不愛玩的，自閉症孩子也是一樣，所以大人可以選擇一項適合其認知程度的玩具在一旁玩，並製造出好玩的氣氛，同時邀請孩童過來玩，例如：有種會響的小球放在螺旋塔的頂端，讓它一路滾下來的玩具，就很適合用來吸引1、2歲孩童的注意。大人一面玩並製造出好玩的聲音與氣氛，一面留意孩童的反應，當他靠近時，可再次邀請他，或將響球遞給他，讓他來放。如果孩子沒有反應或又走開了，不要心急，要有耐心的等待，只要他有注意到，他就會再過來。相反的，如果大人太過急切或動手拉孩子過來，反而會把孩子嚇退。當孩子過來看著玩具時，大人即可安靜地觀察，等待孩子的反應。若孩子的視線轉移了，大人就要繼續玩，以吸引孩子的注意。等孩

子注意了，再停下來等待其反應，如此重複進行。若孩子一直不動手，則可以將響球遞給他，並抓著他的手去做。但要注意，大人只是出於協助去帶領他的手，如果孩童拒絕或反抗，就不可勉強進行。這個過程可能從 5 分鐘到 10 分鐘或 15 分鐘不等，大人一定要非常有耐心的等待孩子主動來參與。一旦孩子開始參與遊戲，後續的進展就會愈來愈容易。

有可能孩童對這個玩具完全不感興趣，那麼就可以試試另外一種玩具。通常最好選擇複雜度或認知需求較低一點的玩具，例如：將排球大小的皮球滾向他，以引起他的注意，並叫他把球滾回來給你。如果球也引不起他的注意或興趣，那麼就可以嘗試更基本的感覺刺激。

根據感覺整合理論，人的大腦需要接受各種刺激，並加以選擇、組織、理解，再做出適當的反應。而從兒童發展的角度來看，最基本影響、最直接的刺激是觸覺、本體覺與前庭覺刺激。換句話說，如果方法適當，幾乎所有的幼兒都會喜歡這三種刺激。提供刺激最簡單的方法是觸壓，例如：用一個大治療球在孩子背上輕壓，並觀察孩子的反應。孩子如果還想要就會有所表示，即使還不會說話，他可能會發出聲音。這時就要立即回應他，再壓幾下。之後，再問他還要不要。這就已經開啟了孩童和你之間的互動。逐漸地，大人可以教孩子說「要」，讓他仿說，或者變換活動的方式，引導孩子配合。

如果是較大的孩子，他可能沉迷於自己的活動中而不理會外界。大人如果要和他建立關係，就可以從觀察、理解他的活

動開始,例如:孩童如果在排積木,大人可以坐在他旁邊學他排,並且描述出所做的動作,如:「我又排了一個,好高呦!」以引起孩童的注意。孩童如果開始模仿你的排法,表示你已成功引起他的注意了。孩童也可能把你的積木搶走,這時你可以表示:「我也想玩耶!給我幾個好不好?」並再嘗試去拿積木來玩。如果孩童沒有抗拒,就表示他已經接受你跟他一起玩了。

二、培養主動性

　　動機或主動性是學習的有利條件。自閉症孩童常常缺少主動探索環境的行為,而只探索自己的身體,例如:玩弄自己的手、眼球(斜眼看)、舌頭,或原地轉圈等,因而限制了他們學習的機會。因此,在訓練自閉症孩童時,主動性的培養是很基本且關鍵的態度,其目的是要訓練他主動與外界聯繫、表達需求,進而對外界產生興趣,主動學習。

　　培養主動性的第一步是要讓孩童有所需求,例如:前面提到大人用好玩的玩具及氣氛來吸引孩童的注意,他如果想要玩就會靠近過來;又例如:大人先讓孩童體會一下大球輕壓背部的感覺,他如果喜歡,就需要有所表示,大人才會再給他。這些都是促進孩童主動性的方法。重要的是,當孩童主動表達了意願或需求時,大人必須即時回應或再滿足其需求,讓孩童感受到其行為的效用,進而增強孩童主動表達的意願,形成一個良性的循環。

大人也可以利用讓孩童選擇玩具或聽從孩童的意思玩玩具或遊戲，讓孩童感受到自己具有影響環境的能力。事實上，在日常生活中，如吃飯、穿衣、洗澡等活動都是培養孩童主動性的媒介，例如：吃飯，我們可以訓練孩童在一定的時間和大家一同進食，至於吃多少或吃什麼，則最好尊重孩童的意願，以免打消孩童進食的動機。至於大人擔心的挑食或吃太少的問題，則可以用別的方法來處理，例如：只準備幾樣菜，如果都不吃就沒有菜可吃；或者改變菜的形狀或顏色等。更多關於進食的問題將在第二部分討論。

綜合而言，培養孩童的主動性而非被動性是所有家長的期待，然而大人們常常會因為擔心孩子不懂、不會，或反應較慢而替其做決定，或甚至代其執行了一些事情，以致於孩子很快就養成了被動、等待的習慣。因此在此要特別提醒家長們，時時自我提醒，留意自己的作法是否有助於培養孩童的主動性，還是為圖一時的方便或快速而忽略了事件的主角是孩子，剝奪了孩子參與及練習的機會。

三、學習認識、表達及管理情緒

自閉症孩童因為其大腦的跨感覺形式處理功能不良，以致於理解自己的感覺有困難，例如：在第二章中曾提到的那個孩童，踢球踢到第二天腳腫起來，媽媽才知道他受傷了，他自己卻完全沒有表示。另有一位小學二年級有自閉症診斷的學生，

在玩趴在滑板上從斜坡衝下來的遊戲時，前一位小朋友衝到末端因煞車不及，而從滑板掉下來，並且哭泣。他隨後衝下來時，也學前一位小朋友從滑板上掉到地上，並且發出哭聲。顯然他並不懂前一位小朋友為何會掉下滑板，為何要哭。我也曾看過另一位特教班三年級的自閉症學生，和同學站在一起看趣味競賽時，看到同學笑，他也模仿同學發出笑的聲音，但是極不自然。這並不表示自閉症孩童沒有感情或不會哭、笑，而可能是他們在連結身體感受與所觀察到的事件方面有困難，在連結自身動作經驗與疼痛的感覺方面也可能有障礙。

另一方面，自閉症孩童可能基於一次用哭泣或生氣而成功地逃避了大人的要求，而持續採取這種方式來處理他不喜歡的情況，即使無效也不知變通。筆者曾經碰到過一位小學一年級有自閉症診斷的男孩，他主要的問題就是情緒障礙。當他一旦發起脾氣就無法停下來，大哭大叫直到累了才停。有一次他和另二位孩童一起玩釣魚遊戲，當他在釣最後一隻魚時，被另一位孩童搶先釣走了，於是大發脾氣，並要動手打人。筆者和他說道理，他完全聽不進去，一直大哭大叫，直到要開始進行下一個活動時，他仍然斷斷續續地哭叫。輪到他玩時，他停了一下，似乎是想玩，但隨即又開始哭叫；等到第二輪再輪到他時，他依然是如此。這時候筆者就拉著他起身去玩，當他開始玩時，就立即停止了哭鬧。筆者由這次的經驗了解到自閉症孩童情緒轉換的困難，是需要別人協助他轉換到另一個情境，才能終止前面的哭鬧行為。

因此，自閉症孩童需要學習認識自己的情緒以及表達情緒的方式。大人們在與自閉症孩童相處或做活動時，需留心觀察孩童的經驗、推想其感受，並描述給他聽，這可幫助孩童連結身體與情緒經驗，理解語言的意涵，並學習大人的情緒表達方式。是故，大人在與孩童互動時，需真誠、投入，自然的表露情感，提供孩童一個學習的榜樣。在學習認識及表達情緒的過程中，同時也要學習使用適當的表達方式，這就是情緒管理。因此大人們要適時留意自己的情緒管理，以及處理情緒的方法，以免為孩童做了不好的示範。

四、促進語言與概念理解

語言是文化的產物，是透過與人互動學習而來的。嬰兒於睡眠中突然哭了起來，媽媽過去看他，發現是餵奶的時間到了，於是說：「喔！你肚子餓了！媽媽餵你喝奶奶。」當嬰兒喝到奶之後，就停止了哭泣。在這個過程中，嬰兒逐漸將飢餓的感覺和「肚子餓」、「喝奶奶」連結在一起，並學到哭泣可以引來大人的注意，得到奶喝。如果每次肚子餓了，總要哭上一陣子才能得到奶喝，嬰兒可能就會保留下這個行為。但若是喝奶時間到了，嬰兒一哭，大人立即前來，並告訴他要「喝奶奶囉！」嬰兒慢慢就學會說「奶奶」，並且知道這樣說媽媽就會給他喝奶，而不用哭了。

自閉症孩童因為大腦的跨區（感覺形式）處理功能不良，

可能無法像一般孩童那樣，很自然地就會把所有相關的訊息或經驗連結起來，以致於語言發展受影響，但是並不表示他們完全無法學習。有時他們可能連結錯誤，例如：一名 1 歲半的幼兒，每次大人都是泡好奶後叫他躺到沙發上再把奶瓶給他；有一次大人將奶瓶放在沙發內側，叫他爬到沙發上去喝奶，他就不知道要怎麼做，一直想去拿奶瓶，但是他搆不到，就一直對著大人偏著頭做出要躺下的動作，但始終不知道只要爬到沙發上就可以喝到奶了。因此幫助自閉症孩童語言理解最有效的方法，是將語言與實際情境連結在一起，讓孩童同時接收到相關的訊息，並且避免孩童產生錯誤的連結，例如：前述幼兒之所以會有那樣的表現，可能是因為之前大人叫他躺下喝奶時，都會做出偏頭的動作示意，之後，大人就會協助他躺到沙發上，他因此學到了這個動作。大人因為該幼兒在最近一週已經學會了自己爬上沙發，因此想改變喝奶的作法，但是該幼兒仍然依照舊有的經驗（參考架構）做反應，此時大人就應進一步協助幼兒自己爬上沙發，躺下後再把奶瓶放在沙發內側，讓他自己拿來喝。這樣做過一次之後，該幼兒就能學會了。

又例如：在第四章中提到的那位不會玩敲木珠玩具的孩童，筆者之所以能夠在極短的時間裡教會他，就是運用了結合語言與動作的技巧，牽著孩童的手，大動作地敲，同時說：「敲！敲！敲！」孩子很快就了解「敲」的概念。

較複雜的活動也是一樣，例如：筆者曾經帶著三位小學一年級的孩童玩躲避球，其中兩位有亞斯伯格症的診斷；他們想

要玩躲避球是因為看過同學們玩，但是他們並沒有玩過。筆者講解完規則後就開始玩，結果發現這兩位有亞斯伯格症的孩童仍然不懂規則，站在界外時會跑到界內去丟球，在界內時又會躲到界外去。此時再提醒他們規則，並實際走一遍邊界，讓他們確實知道邊界為何，再經過幾次被判為違規的經驗後，他們就學會規則了。但是他們仍然不懂得致勝的技巧，在外圈的人只是站著等對面的人把球丟過來才去撿，於是筆者在丟球之前先喊對面的孩童站到正對面預備接球，有過幾次經驗以後，他們也就學會了。站在圈內時，他們起先不知要如何躲球，不是站著挨砸，就是只顧著來回跑，而不知道要注意來球的方向，於是筆者站在界外預備丟球時，先提醒孩童注意，並告知：「我要丟了噢！」再朝著孩童比出丟的動作，孩童自然的閃開，筆者立即說：「對！就是這樣！」多練習幾次之後，孩童也都學會了。筆者分析教這兩位孩童學會玩躲避球的關鍵，就是不僅只以口語說明規則與技巧，同時也讓他們實際體驗正確的作法，這樣他們就能夠理解了。否則以為他們聽懂了，但可能只是學會說而不會做，正應驗了「光說不練」這句話。

綜合而言，自閉症孩童可能因為無法自動化連結來自不同感官，如眼睛和耳朵的訊息，整合不同時間收到的訊息可能有困難或連結錯誤，以致於概念或情境理解困難，也影響到語言的發展。因此教導自閉症孩童時，要留意觀察孩童的反應，如果孩童的反應不適當或沒有反應，就要立即再補充說明，並加上指示，例如：指出要拿的物件或要去的地點。如果孩童仍然

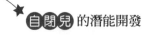

不確定要怎麼做，就可以直接帶著他做一次，過程中並一面說明，幫助孩童將語言或行動連結起來。孩童有了正確的經驗，很快就能夠得到要領，所以帶著孩童做過一次之後，即可退開讓他自己做（如果是重複性活動），如果仍然不會，才再給予提示或協助。作法與前面一樣，是要幫助孩童有正確的行動體驗。一旦孩童獲得了行動的概念之後，他就可以自己去做了。

五、語言表達與溝通訓練

語言與概念理解是表達與溝通的先決條件，兩者會互相影響、互相促進。在訓練孩童語言時，必須先確認孩童懂得意思，再教他說，否則就算孩童學會說某個字或詞，可能也只是複述而沒有意義，或者無法在適當的場合與時機中使用。

最基本的方法是給予孩童簡單的指令或製造一個自然的情境，如搔他癢，然後問他：「還要不要？」或者問他：「要不要吃餅乾？」然後等待其反應。從孩童的反應來判斷他是否理解問題？是否可以適當地回應？如果孩童的反應不適當或不符合社會的期待，如直接伸手來拿餅乾，或往大人身上碰，就要再一次問他還要不要，並以認真的態度等待他回答。如果孩子尚不會說「要」，開始時只要有所表示，如點頭或出聲，就可以滿足他，以增強他表達的意願。但是當他點頭或出聲時，大人可以幫他說：「要啊！」「還要是不是？」「好！」然後才滿足他，幫助他學習正確的口語表達方式，並且將語言和事件

連結在一起。孩童第二次再需要時，大人就可以把標準提高一點，例如：除點頭外，還要出聲；或者發出的聲音要接近「要」，才滿足他。這樣一次一次修正其行為，直到他可以自然的表達。

　　大一點的孩童可以問較複雜的句子，例如：筆者初次見到一名大班的孩童時，可能會說：「我是羅老師。你叫什麼名字？」如果孩子不會回答，就要接著說：「你是不是ＸＸＸ？」讓他確認。就是要以自然的方式和孩童互動，幫助他學習與人互動的技巧並建立其自信。當孩童不會回答時，就提供他較多的訊息，協助他有成功互動的經驗，以增強其信心與再次與人互動的勇氣。另外，大人要留意孩童回答的內容是否適切，而不是了解其意思就算了，例如：筆者問一位有亞斯伯格症的小學四年級學童：「國語教到第幾課？」他回答：「第一到第七課。」雖然筆者從其回答可以知道是教到第七課，但是孩童很可能不完全了解筆者的問題。因此筆者就告訴他說：「喔！教到第七課。」以幫助他理解「教到第幾課」的意思。

六、學習人際互動技巧與社會規範

　　人是群聚的動物，在人群裡自然會有一些約定成俗的規範，用以維持社會的和諧與秩序，小至家庭，大至學校、社區都是如此。幼兒接觸的第一個社會就是家庭，因此家庭是孩童學習人際互動技巧與社會規範的第一個場所。如果孩童在家裡學習

到互相尊重、與人合作、獨立自主、維護環境的整潔等習慣，進到學校中就很容易適應。相反的，如果孩童在家裡可以為所欲為：玩具、垃圾亂丟，有人替他收拾；飯菜不愛吃就可以不吃或吐掉，只吃愛吃的布丁；要玩什麼東西都得給他，即使是昂貴的手機；那麼出了家門，可能就寸步難行了。因為他這些習慣馬上就會被別人糾正，或者成為不受歡迎的人。在這種情形下，一般孩子或許可以重新學習新場所的規範，但是有自閉症特質的孩子則可能不易改變，以致於到了學校就可能造成老師的困擾，而孩童本身也會十分挫折。孩童可能變得膽小、退縮、不敢表現自我，也可能出現情緒反應，經常大吵、大鬧或哭泣。

幫助孩童學習人際互動技巧與社會規範最簡單的方法，就是從小時，大人就以對等、尊重的態度對待孩子，例如：大人餵嬰兒喝奶，一方面尊重嬰兒的飢餓感受，滿足他的需要，但同時也要訓練他規律，每隔 3 或 4 個小時才餵他一次。當嬰兒喝一半就不喝了，大人可以再嘗試 1～2 次，確認是需要排氣或是稍休息一下，或是他真的喝夠了，不想再喝了。如果是後者，就應予以尊重，不要因為不想浪費而勉強嬰兒把奶喝完。這樣一來，孩童可以感到安全，對人也會產生信任感。

1～2 歲的孩童在開始四處移動、探索環境時，大人一方面要注意孩童的安全，另一方面也要教他遵守規範，例如：什麼東西不能拿或什麼地方不能去。如果大人有明確的原則，例如：只有掉到地上可能會摔壞的東西才不讓他拿，危險或髒污的地

方才不讓他去，其他東西或場合都不會隨意制止，則孩童也能很快地學會遵守規則，知道怎麼樣的表現是適當的，並且對自己產生信心。

家中環境如果缺少秩序，貴重或易壞物品隨處擺放，則可能使得大人防不勝防或需要不斷地制止孩童，這樣就會讓孩童感到處處受限，而非受到尊重。基於探索環境的本能需求，孩童可能就會學習到反抗或不理會大人的限制。另一種情況是大人本身或家中的大人間彼此的作法或標準不一致，也會使孩童無法學會規矩，例如：在第四章中提到的那位有亞斯伯格症的大班孩童，雖然他很聰明，和筆者對話時反應極快，但是老師說他常會對別人說出很不適當的話，追究其原因，可能是因為他這樣對阿公講話時，阿公不會生氣，也不會制止，甚至還覺得好玩、好笑，所以他不知道這是不對、不好的行為。另外，他對妹妹很兇，不准妹妹碰他的東西，如果碰了，就會對妹妹大發脾氣。筆者問他，在學校和同學玩的時候會不會這樣，他表示不會，但說不出為什麼。分析其原因，可能是因為在家他這樣行得通，因為妹妹只會去向大人告狀，而大人也拿他沒有辦法；但是在學校他如果這樣，別人可能就不跟他玩了。

前述的例子提醒我們，自閉症孩童和一般孩童一樣是可以學習的，不過因為他們的訊息連結、概念獲得較為困難，因此在教導自閉症孩童時需要留意下列幾點。

(一) 環境整齊有秩序

避免有過多的雜物或干擾物使孩童分心或動輒得咎。

(二) 規則須適當、可行

在沒有安全之虞以及危害團體利益的前提下，應給予孩童足夠的自由與尊重，讓孩童有自由探索的機會。另外，也要容忍孩童有犯錯的經驗，從錯誤中才可以學習到不同行為的差異，真正學會自我控制，包括：動作大小、輕重的拿捏，以及遵守社會規範的尺度。在訂定規則之前，大人須謹慎的思考規則的目的與必要性，是否可以透過調整環境來解決而不需約束孩童？是否能夠執行？如果是不易執行或孩童很可能做不到的事，最好就不要要求，或採取其他的方法來處理，例如：大人要求孩子放學回家先寫功課，不能玩電腦，但是大人不在家，孩子很可能無法抵擋電腦的誘惑。等大人下班回家，發現孩子功課還沒寫，再來責備孩子，只會讓孩子得到負面的自我評價，並且學習到大人的規定不一定要遵守。如果大人一定要孩子寫完功課才能玩電腦，就可以將電腦設定密碼，並告訴孩子如果功課寫完，等大人下班回家後，就可以讓他玩電腦。

(三) 規則須一致

除了大人本身須謹慎訂定規則或要求，此外，並須確實執行，不得隨意改變或放棄，例如：大人要求孩子自己穿襪子、

鞋子，但是因為要趕著送孩子上學，如果孩子遲遲未穿好，大人可能就替他穿了，這樣一來，孩子很可能之後每次都如此，因為他學到如果自己沒穿，大人就會幫忙穿。如果是有自閉症的孩子，則可能會認定就是要等大人幫他穿鞋襪。此外，環境中所有相關的大人必須標準一致，互相尊重，如果夫妻不認同彼此的管教方式，則需要互相討論出一個彼此可以接受的折衷作法，並且確實執行。家中長輩或其他親人也應知道規則，共同維護，以免因為孩童的某一次破例經驗而讓他認定這樣是可以的。

另外，因為自閉症孩童對於概念的掌握能力不佳，其對於規則的理解也可能與大人不同，大人若未察覺，極容易誤解孩子的行為，例如：有一次筆者帶領幾位二年級有亞斯伯格症的孩子玩拍氣球，其中一位孩童發球時總是將手伸過網子，把球直接朝地面拍，以致於對方來不及接。於是筆者說：「我們現在有一個新規定，就是發球時不能直接朝地面拍。」大家同意後繼續玩，但該孩童仍然朝地面發球，因此筆者就判他犯規，他卻說他沒有朝地面發球。經過一陣子爭辯後，筆者終於了解問題出在哪裡了。該孩童認為他後來發球時不是垂直朝地面拍，而是有一點斜斜的朝地面拍，因此並未犯規。這個例子提醒我們，在訂規則時，必須將情境條件說明清楚，以免孩童理解的和我們腦中所想的有落差，因而表現不符合我們的期待時，而遭到誤解。另一方面也要提醒大人，當孩童表現不符合期待時，要進一步去了解原因，而不要貿然的就認為孩子故意違抗。

(四) 做孩子的玩伴，和孩子互動

例如：筆者在和孩童玩撲克牌時，會根據孩子的能力不著痕跡地調整自己的實力，但是不會讓孩童察覺，而且表現的和孩子一樣認真、投入，也不會刻意的讓孩童先玩或讓他贏。目的是要讓孩童學會和同儕一起玩時的規矩，例如：用猜拳來決定誰先玩，並且讓孩童從我身上學會如何面對輸贏。也就是說，大人一方面可以扮演孩童的玩伴，讓他學習和同儕平等的互動、玩遊戲，同時大人也可以扮演孩童的角色模範，讓他有機會學習到適當的行為、態度，以及解決問題的技巧。雖然說大人要扮演孩童的玩伴，但並不是真的和玩伴一樣，和孩童互不相讓，甚至爭吵、衝突。大人要記得自己的角色，用理性的態度，透過討論來解決紛爭，讓孩童學習到面對問題或挫折時應有的態度，例如：前述那位孩童認為他沒有犯規，這時候筆者就停下來和他澄清問題，並叫他冷靜、不要焦慮。等弄清楚雙方的認知差距之後，再協調出一個具有共識的規則，問題就解決了。

(五) 提供孩童與人互動的機會

除了家人以外，也要製造機會讓孩子練習與不同的人互動，例如：到公園去玩遊樂設施時，大人可以帶著孩童加入其他小朋友的活動，並扮演橋梁，幫助他和其他的小朋友建立關係，例如說：「ＸＸ，你排在這個哥哥的後面。」同時誇讚那個小朋友的表現，讓他對你們產生好感。

　　當別人和孩童互動時，大人可從旁觀察孩童的表現，不需太快介入，例如當別人問他：「你叫什麼名字？」時，大人可先等待孩童反應，若孩童沒有回應，對方或許會再問一次，這時孩童或許就會回答了。若孩童依然沒有反應或預備走開，這時大人就可以教他說，或給他適當的提示，幫助他做出適當的反應。成功的經驗將可增強他之後主動回應的動機與勇氣。有時孩子犯錯了，也要讓孩子有機會學習面對錯誤、不逃避，例如：一位父親帶著他小學三年級的兒子去打籃球，當別人的球滾過來時，他卻把它踢得遠遠的。來撿球的人問他：「你為什麼把我的球踢走？」他卻躲到父親身後去。這時大人可以讓到一邊，並對孩子說：「噢！你沒有注意到，趕快去幫忙撿回來。」或許就可以讓孩子學習到犯錯並不可怕，只需承認疏失，並做適當的補救就可以化解了。孩子也不會因為這件事而得到一個負面的經驗。

七、養成良好的活動／做事習慣

　　新生嬰兒的注意力很短暫，很容易被不同的刺激吸引而轉移注意力，隨著年齡的增長，理解力增加，才逐漸有較複雜的思維，可以有計畫的行事。一個 3 歲的孩子通常已能夠主動地從事有目的之活動，並且可以持續 10 分鐘以上。

　　自閉症孩童由於訊息連結障礙，不易從經驗中得到完整的活動概念，也不易看到活動的意義或覺得好玩。他們可能不會

主動從事一件有意義的活動，或者每樣活動都玩不久，因此常常被認為有注意力缺陷過動症。

訓練自閉症孩童良好的活動習慣，可先從幫助他獲得完整的活動概念開始。不論做任何事，盡可能讓孩童有始有終，從開始到結束全程都經驗到，例如：吃飯，讓他看到準備餐具與食物、進食以及結束。如果孩童不想吃了，大人也覺得他吃夠了，就可以對他說：「噢！你吃飽了！好！那你可以下去了。」並把他的碗收走，讓他了解吃飯這件事的完整過程，以及適當的結束，而避免讓孩童以拒絕或哭鬧來結束吃飯這件事。玩遊戲或看故事書也一樣，開始訓練的時候最好選擇簡單、重複性高的玩具或遊戲，例如：將積木投入容器中，或將響球放到螺旋塔頂端讓其滾下來；故事書則宜先從以圖畫為主、頁數少的書開始帶著孩童看。當孩童不想再玩或看書時，大人可以說：「好！那我們把玩具（書）收起來。」並帶著孩子一起收，收好之後才讓他拿別的玩具或書。透過這樣的過程，可以讓孩童學到良好的做事習慣，這也是社會規範的一部分，同時也讓孩童感到自己表現良好，有安全感。

八、訓練玩的技巧

自閉症孩童可能不會像一般孩童那樣主動地去探索環境，而可能會自己玩自己的身體，例如：轉動手、眼球或全身，玩舌頭、嘴唇或踮腳尖走路等，因此需要教他們玩的技巧。開始

時可從簡單、重複性高的遊戲開始，如前節中提到的螺旋塔或積木與容器。大人可以先玩給孩童看，並且製造一些好玩的聲音吸引孩童的注意，再邀請孩童一起來玩。當孩童開始玩了以後，大人就退為加油、促進者的角色，在一旁鼓勵孩童，並描述活動的過程，例如：「再拿一個！」「丟！」「噢！好棒！都丟進去了。」目的是加強孩童玩的動機，並延長其注意力。當孩童注意力轉移時，大人可以接著玩，把孩童的注意力再吸引回來。

當孩童學會簡單的遊戲之後，就可以變化遊戲的種類或複雜度，例如：原本孩童只是將積木丟入一個大口的容器，熟練了之後就可以請他自己再將積木取出來，或者改玩投幣玩具，孩童需學習將代幣對正投幣口才投得進去，投完了之後也可以教他如何再把代幣拿出來。比這個更難一點的玩具是有各種不同形狀的積木箱，孩童須找對形狀的孔才丟得進去。

隨著孩童的進展調整遊戲的難度時，其原則是提供孩童「最適當的挑戰」。如果一個遊戲引不起孩童的興趣，有可能是對他太難或太容易了。若有這樣的懷疑，大人就可以變化活動的難度，觀察孩童的反應。

自閉症孩童可能常常只玩特定的少數玩具，並且有固定的玩法，可以一直重複地玩半個小時，甚至一個小時，例如：把玩具小汽車排成一列，這時大人可以加入他的遊戲，並變化玩法，如將小汽車排成圓弧狀，或者搭一個斜板，讓小汽車由上方滑下來。當孩童看到時就可能會模仿。

教自閉症孩童玩的技巧時，其要點是採取循循善誘的方式，扮演其玩伴，和他一起玩，引起他的注意，並和他建立信任的關係。關係建立了之後，孩童就比較會留意你的舉動，也比較會模仿你的作法，同時也會比較願意接受你的指導。

九、提升活動參與的程度與經驗

生活即是由無數大大小小的活動所組成，活動的經驗影響著一個人的發展與學習，更決定一個人是否快樂、自尊與自信。從這個觀點來檢視自閉症孩童的生活，我們會發現，在嬰幼兒期，他們可能和一般孩童一樣快樂、自在，雖然可能有一些特別的行為特質。但是隨著孩童年紀增長，大人發現其發展落後一般孩童，或者進入幼兒園之後，無法融入團體活動時，孩童的生活經驗就開始改變了。這時孩童開始被要求或訓練做一些活動，但是由於自閉症特質的影響，一般的教學方法往往無法有效的幫助他們學習，以致於活動的經驗大多是負面的。因此自閉症孩童的情緒問題其實是可以理解的。

日常活動提供每個人愉快的經驗，補充我們的體力與精力，並且讓我們覺得自己很棒、有成就感。在幫助自閉症孩童時，也需要留意他們的生活內容或每日的生活經驗為何。要讓孩子的身心健全發展，就必須滿足其愉悅感、充電，以及成就感的需要。在這個前提之下安排其日常活動或訂定訓練目標，才可能有好的效果。換句話說，在訓練孩童時，必須以讓孩童得到

愉快或正向的經驗為目標。正向的經驗可以提高孩童參與活動的動機，孩童會更願意參與活動。參與活動的程度提高了，孩童的能力就會愈來愈進步，如此就形成了一個良性的循環。

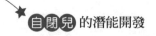自閉兒的潛能開發

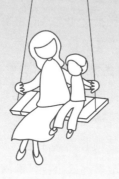

第**2**篇

自閉兒教養實務

　　教養孩童的最終目標應是希望孩童成為一個獨立自主的人。獨立自主的表現包括：認為自己是一個獨立的個體，認識自己的能力，自我認同，也有面對挑戰的勇氣；有責任感，能夠維護自己的權益，也會尊重他人的權益。要培養出這樣的孩童，需要家長、老師及其他重要相關人員在養育及教導孩童的過程中循循善誘，以培養孩童的生活適應與解決問題的能力為目標。

　　在幼兒時期，孩童一切生活事項大多需仰賴父母或家人的協助，父母或家人對待孩童的態度與方式，以及彼此之間的關係與互動模式，對孩童的自我發展與學習態度的養成有著極大的影響。而自閉症孩童因為有訊息接收、組織及運用的問題，其模仿與學習比一般孩童困難，因此自閉症孩童比一般幼兒需要更多大人的照顧；家長或老師如不了解自閉症孩童的特質、無法和孩童建立關係，或不知道如何協助自閉症孩童學習，其付出常常是事倍功半，不容易看到效果。此外，自閉症孩童常常還會有許多行為與情緒方面的問題，因此需要尋求專業人員的協助。然而，家庭是孩童發展與學習的第一個場所，孩童首先需學習如何與家人相處，成為家庭的一員。因此除需要專業人員的協助以外，家庭在孩童的發展與學習上扮演著非常重要的角色，舉凡家庭的組成、結構、資源、生活習慣及文化等，都會影響孩童的行為與生活。

　　筆者從事兒童職能治療近三十年，深深感受到，家長如積極參與治療，可以大大的提升職能治療的療效。此外，筆者在學校系統中服務時也發現，如果老師與家長有良好的互動，能夠共同商討教育孩童的策略與方法並一起合作，通常很快就能夠看到顯著的效果。因此，作為一位職能治療師，筆者總是會花很多時間在協助家長或老師了解孩童的特質，協助家長與老師建立共識，教導家長或

老師和孩童建立互信、合作的關係，以及教導孩童執行日常活動與學習活動的方法。從過去的經驗得知，只有告訴家長或老師理論或原則，而沒有針對孩童實際的困難或問題來討論並提供具體建議的話，家長或老師在碰到問題時，常常仍然不知道如何處理。因此除了分析影響自閉症孩童學習與行為表現的學理以外，還會針對在實際生活中所遇到的特殊問題進行評估與分析，之後再引導家長或老師看到問題的成因，共同討論處理策略與方法。

本書的第二篇即為自閉症孩童教養實務，以實例的方式，來探討自閉症孩童在學習日常生活事項時經常會遇到的困難或問題、教養自閉症孩童的原則與技巧，以及常見的特殊情緒行為問題之處理。所列出的問題主要是根據筆者在臨床實務工作中所遇到的實際狀況綜合而來，一部分出自筆者在醫院服務的孩童，另一部分則來自筆者在學校系統中服務的個案，以幼兒園及國小學齡的孩童為主，其中包含了孩童在家中及學校可能遇見的困難或問題。問題解答的部分包括分析困難或問題的可能原因、對孩童發展與學習的影響，以及因應策略或方法。家長、老師及與自閉症孩童相關的重要人員，在教導自閉症孩童時若遇到困難或問題，可參考本書中類似情況的問題分析與因應策略或方法。

本篇共分為二章，第七章主要討論孩童在學習日常生活事項時可能遇到的困難或問題，包括：動機、基本日常活動、玩／遊戲活動、表達溝通、人際互動、學習活動，以及課程安排；第八章則是關於行為規範與特殊行為問題的處理，包括行為規範的基本原則與技巧、過動、衝動與注意力問題、情緒行為問題及其他行為問題的分析與處理技巧。

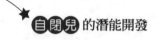

第7章

日常生活事項的學習

　　一般家長對孩童最基本的期望是希望孩童成為一個有用的人，而有特殊需求孩童之家長則通常是希望孩童能夠「快快樂樂的學習」，這反映著學習對於有特殊需求的孩童而言是困難的，常常也是不愉快的。為什麼會這樣呢？以自閉症孩童為例，因為其訊息接收、組織及運用有困難，致使其無法像一般孩童那樣經由聽講或觀察即能順利的學習，以致於連最基本的行走、進食、聽話與表達，以及穿脫衣物等，都可能發展得比一般孩童慢。即使家長特別花時間教孩童，常常也是效果有限，還可能因此帶給大人與孩童極大的挫折與壓力，使學習變成大人與孩童的夢魘，而不是一件快樂的事。

　　其實自閉症孩童雖然有學習的困難，但是他們並非無法學習，許多自閉症孩童甚至有很高的智商。如果家長與老師能夠了解自閉症孩童的特質與學習困難的關鍵，採用對其有效的方法來教導、幫助他學習，他們一樣可以快快樂樂的學習。

　　自閉症孩童雖然有一些共同的特質，但是每個孩童的學習

或行為表現卻不盡相同，此與孩童本身各方面條件、目標活動以及學習的情境有密切相關，因此教導自閉症孩童並沒有一個絕對有效的方法，對甲童有效的方法，對乙童未必一樣有效。以下是根據筆者在職能治療實務工作中所遇到的實際案例，撰寫出常見的問題或困難，再綜合分析各種可能的原因，盡量考慮到各種可能的狀況，之後再建議可行的處理策略或方法。希望有助於家長、老師或相關人員正確理解孩童的問題，謹慎、小心地評估實際狀況後，再參考類似案例的作法。在嘗試執行時，要仔細觀察孩童的反應，評估其是否符合預期的效果。如果有疑問時，則建議向採用這種理論與作法的職能治療師尋求專業之指導。

一、動機

　　學習任何事情，動機都是絕對必要的條件，若缺乏學習的動機，即使有再好的能力，可能也學不起來。因此教導孩童時的第一要務，就是要引起孩童學習的動機。影響動機的因素很多，包括該活動對孩童是否具有意義，例如：孩童是否覺得該活動很重要？該活動是否是孩童喜歡的或熟悉的？孩童是否知道該活動的目的及步驟？此外，孩童過去是否有過從事該活動的經驗？若有，是正向、愉快的經驗，還是失敗或不愉快的經驗？是否有主動嘗試的機會？還是只能依照指令行事？是否得到明確的結果或正向的回饋？等。如果孩童認為他不會做該活動，那麼他一定不會想做，因此，活動的難度或挑戰須適當，要讓孩童覺得他有機會成功，他才會想去嘗試。

　　要提高孩童參與活動的動機，第一步是賦予活動意義，例如：當大人要帶孩童出門去玩時，可以教他穿鞋襪，或是在給他吃他喜歡的食物之前，教他如何把手洗乾淨；讓孩童覺得有需要去做這個活動。在執行一個活動的過程中，要提供孩童主動嘗試的機會。如果孩童有依賴大人幫忙的習慣，可以技巧性地帶著他起始活動，之後藉由口頭支持與鼓勵，促使孩童主動去嘗試，例如：把鞋子放在孩童腳邊適當的位置，跟他說：「趕快把鞋穿上！我們要出去玩了！」當孩童有嘗試的動作，就立即給予肯定：「對！很好！」鼓勵孩童繼續做下去。若孩童有

困難，可以給予少許提示或協助，以幫助他獲得成功的經驗，例如：幫他把鞋子的黏扣帶打開，或把鞋舌拉起來，方便他穿。穿好後立即給予肯定，如說：「嗯！穿好了，很棒！」讓孩童覺得自己很棒！自己會穿鞋了！下一次要出門時，大人一說，他可能自己就會主動去穿鞋了。

若是孩童無所事事，大人可以引導他去從事一些活動，例如：問他要不要畫圖、玩積木或是蓋印章，並且引導他設定一個目標，讓孩童有一個努力的方向，例如：當孩童在隨意塗鴉時，大人可問他在畫什麼，等他回答。若孩童說不出來，大人可以看他畫得像什麼，然後說：「嗯！好像是一塊餅乾或是一條魚。」如此可以促使孩童去思考他要畫什麼。活動有目標，當目標達成時，就能獲得成就感，而成就感就能夠進一步提升孩童從事此活動的動機。在活動過程中，也能夠幫助孩童經由各種嘗試，學習到一些概念與技巧。

當孩子參與動機低時，其訊息接收和整合的能力可能較差，而影響其全面的學習。大人也可以藉由適當挑戰的活動，促進孩子主動參與，進而提高其中樞神經系統的活化程度，如此一來其反應能力也會跟著提升。

問 答 集

問題 1　孩子做任何事情動作都很慢，不論是吃飯、準備出門，甚至玩遊戲也不積極，可能是什麼原因？

答　孩童如果沒有明顯的動作或認知問題，也不是體力衰弱，就可能與動機或習慣有關。若是孩童連玩也不帶勁，就表示其士氣低落，覺得任何事情都沒有意思。發生這種情形通常可能是因為孩童的生活作息都是由大人安排的，孩童沒有自己可以支配的時間與空間，也就是說，孩童隨時隨地都需依照他人安排的作息內容去做。時間久了，自然會產生倦怠感。

此外，也可能是因為孩童未能從活動中獲得成功或愉快的經驗，例如：孩子已經認真的在做，但是大人還是嫌他做得太慢或是做得不好，以致於孩童感覺被否定，因而減低了再嘗試的意願。還有的家長對孩童採取緊迫盯人的方式，凡事都要規定或要求孩童達到一定的標準。這樣一來，孩童學習的興趣都被打消了，很容易就會變得對任何事情都無所謂，都不帶勁了。因為沒有任何人喜歡被別人逼著做事，孩子也是一樣的。

因此，解決之道是將孩童的事（如功課、休閒活動）交還給孩童自己負責，家長只需要規範孩童的基本日常活動，如吃飯、洗澡、睡覺等即可，給孩童學習時間運用以及承擔責任的機會，家長只需要從旁鼓勵、給予支持，或偶爾提醒孩童哪裡可以做得更好就夠了。此外，家長需要知道，在學習的過程中，孩童可能偶爾會有脫序的情形，需給孩童一些學習的時間。家長也可預先和老師溝通，讓老師了解家長的作法，一起協助孩童學習自我管理。

問題
2
孩童看起來能力不錯，但表現總是不佳，似乎未全力以赴或不知進取？

答　當孩童的能力與表現有明顯落差時，有兩種可能的原因：一是孩童不了解要做什麼、怎麼做，例如：自閉症的孩子可能因為概念理解與概念形成有困難，而無法做出適當的表現；另一個可能是孩童對於自己的能力缺乏自信或不了解，通常是因為孩童缺乏成功的經驗，例如：不論其做得如何，大人總希望他可以做得更好，或者是大人總會從旁協助，讓孩童的表現可以盡善盡美，這樣的作法會讓孩童感覺自己總是無法達到大人的標準，不論其能力如何，都還是難以產生自信。

　　針對第一種原因，只需要幫助孩童了解要做什麼、怎麼做，例如：清楚說明再加上視覺提示，或是帶著孩童實際做一次，幫助他得到完整的概念，他就可能會做了。對於第二種原因，可藉由一些有適度挑戰的活動讓孩子參與並獲得成功的經驗，逐漸建立自我能力感，增加孩童的自信，其表現自然會跟著提升。

問題 **3** 孩童凡事都要問別人「好了嗎？」或「這樣可以嗎？」這可能是什麼原因？要如何訓練？

答 孩童習慣尋求他人的肯定或確認，表示其缺乏信心與主見。會出現這樣的情形，通常可能是由於家長對孩童的表現有嚴格的要求，但又沒有明確的標準可循，因此孩童只得不時的與大人確認其表現是否合格。時間久了，孩童可能會變得缺乏主見，凡事都要問別人「好了嗎？」或「這樣可不可以？」要改變孩童這樣的習慣，家長需要讓孩童有練習做決定的機會，如當孩童問：「好了嗎？」或「這樣可以嗎？」之時，可以反問孩童：「你覺得呢？」並多給予其肯定，避免評價孩童，以建立孩童的自信心及主見。

> 問題
> **4**
>
> 孩童在活動中總是每做一個步驟就要向大人確認一次，若不理他，就會停下來等待，要如何改掉孩童這個習慣？

答 這個現象可能是因為孩童對於活動尚沒有完整的概念，也可能是因為缺乏自信，或者平時做活動時習慣於大人守在旁邊隨時提醒。處理這個情形時，可先確認孩童是否了解要做什麼以及怎麼做，確認孩童了解以後，大人可以在一旁觀察孩童的表現；如果正確，不等孩童尋求確認就主動說：「嗯！」「對！」或「很好！」鼓勵孩童繼續做下去。當孩童專心投入活動中時，肯定的頻率可逐漸減少，以培養孩童的自主性與獨立性。當孩童做錯時，也不一定要立即告知或糾正，可以等他自己發現問題，再引導他自己解決。如此可以提升孩童的問題解決能力與自信心。

問題 5 孩童習慣依賴，喜歡裝小，常說自己不會，等著別人協助，要如何訓練？

答 孩童會有這樣的習慣，可能是發現裝小或表示自己不會，就能夠得到他人的關照或協助，然而這會剝奪了自己練習的機會，時間久了就真的對自己的能力失去信心，而變得依賴、被動。

要改變這樣的習慣，首先要以適合孩童年齡的態度與方式來對待他，避免因為孩童表現得無助就給予協助。大人可以從旁給孩童一點壓力，例如：叫他快一點，完成後就可以如何等等，以提高其執行的動機。當孩童開始嘗試時，可立即給予肯定，例如說：「對！很好！」以給其信心，鼓勵其繼續做下去。同時大人最好在一旁觀察，必要時可給予少許提示，以確保孩童可以順利地完成。成功的經驗可以提高孩童的自信心，進而提高孩童再次主動執行的動機。

問題
6

孩童個性較為依賴，總是等著別人幫他。若不幫他做，他自己也不會去做。要如何訓練？

答 個性依賴、習慣等別人幫忙的孩童，通常是從小被別人照顧慣了的孩子，例如：1歲左右的孩子會想要自己拿湯匙吃飯，但是大人可能擔心他不會吃或會灑得到處都是而不讓他自己吃，久而久之孩童就習慣張嘴等別人餵，而不願意自己動手吃了。如果大人凡事都幫孩子做，而沒有及早讓孩童學習自己做，就可能養成孩童依賴的習慣。

這樣的孩童通常自我能力感不佳、缺乏自信。如果大人直接幫他做了，他可能認定自己沒有辦法做，一定需要別人幫忙才行，因此最好不要直接幫孩童做，而是引導孩童自己做。依孩童的需要提供其最少的協助，幫助其獲得成功的經驗，進而建立其自我能力感與自信。當孩童的自我能力感與自信提高了之後，自然就會更主動。

問題
7
孩童常會不擇手段地想辦法贏，這樣的行為好嗎？需不需要干預？

答 孩童有好勝心固然不錯，但是如果會「不擇手段」地想辦法贏，就可能會為了要贏而做出一些不恰當的事，這樣一來，孩童反而無法專心投注在活動上，因而不利於其學習。因此大人需要幫助孩童建立正確的價值觀：努力、認真、守規矩才是值得看重的行為，而不是有沒有得第一名。任何活動，不論結果如何，只要孩子認真投入，遵守規則，就給予肯定，讓孩子覺得自己很棒，並培養其榮譽感。因為這是每一個孩子都能夠做到的，所以不論孩童的天賦如何，都可以以此培養孩童的進取心，讓孩童了解靠自己努力得來的成績才有意義。

問題 **8** 孩童在競賽活動中為了求勝,有時候動作可能會比較大,而碰撞或干擾到他人,該如何處理較好?

答 孩童會有這樣的行為可能是不知道這對他人的影響,也不覺得有什麼不好;但卻可能使得他人不喜歡跟他玩,因此需要提醒其注意。當大人留意到孩童有此現象時,可立即提醒大家新增一條遊戲規則,即「不得碰撞或干擾到他人」,否則視為犯規,犯規三次就出局不能再玩了。藉此可訓練孩童學習自我控制,在滿足自己的需要之時,也能夠尊重他人的權益,並且也不會讓孩童覺得是特別只針對他一個人。

二、基本日常活動

　　基本日常活動是指每個人日常必須做的事項，包括：行動、轉位、進食、清潔、穿脫衣物、如廁等。在基本日常活動方面，家長或老師最常提出問題的是關於進食活動，其次是大小便控制，其他方面則較少主動提出問題，但這並不表示孩童在其他方面真的都沒有問題。深入探究以後，往往會發現，其實孩童在許多日常活動上都是由家長協助完成的。家長可能是為了趕時間，也可能以為這些事不是最重要的，等孩童大了自然就會自己做了，因此就未堅持要孩童學習自己執行。而另一方面，家長或老師又非常強調認知方面的學習，常安排孩童花許多時間接受認知方面的訓練。

　　Kellegrew（1998）發現，幼兒雖然有各種不同的學習潛能，但是唯有那些符合其環境需求的能力才可能發展並保留下來，換句話說，有實用性的能力或技巧才會發展或保留下來。而事實上，一般幼兒早在接受正規教育以前，就已從生活經驗中學會辨認經常接觸到的物品、顏色、形狀、大小或數字，例如：認識他喜歡吃的食物、衣物的顏色、水果的形狀或大小、糖果餅乾的數量等，甚至認識簡單的國字，例如：經常會去或經過的商店名稱。孩童之所以會學習到這些知識或概念，是因為與其生活相關，具有實質意義。因此要訓練自閉症孩童的認知功能，最有效的方法也應是從日常生活中學習，也就是寓教

於生活。尤其是因為自閉症孩童的概念或情境理解能力較弱，使用特殊教材或教具教他的概念，常常無法應用到實際生活中，而在實際生活情境中學習到的知識或概念，則不需要再經過轉換或應用。孩童如果有許多機會參與各種日常生活事項，接觸各種不同的人、事、物，並且有大人能夠耐心的解說或回應孩童的疑問，孩童就可能學習到較多的知識、概念或技巧。

此外，更重要的是日常生活經驗還關係著孩童人格特質的發展與生活習慣的養成，包括：主動或被動、獨立或依賴、勤奮或懶惰、自主或缺乏主見、自信或膽小、積極或消極，以及自尊或自卑等，都是透過孩童的日常生活經驗逐漸塑造出來的。常有學齡孩童的家長問我，為什麼他的孩子那麼被動，寫功課都要等著大人的催促。當我問到孩童的日常活動是如何完成時，發現這些活動一樣也是需要大人催促或是幫孩童完成。試想一下，如果一個學齡孩童的基本日常活動都還需要大人的催促或是幫忙完成，怎麼能夠期待他在面對功課時會變得主動、積極呢？

問答集

問題
1
孩童總是不好好吃飯，吃得非常慢，一頓飯要吃一個多小時，要如何訓練？

答　首先大人須了解，吃飯這件事是為了滿足個人的生理需求，所以在自然的情況下，孩童理當自己會主動去做。如果孩童不好好吃飯，一定是有原因的。如果孩童生理方面都正常，就可能是其他因素造成的，例如：當孩童1歲左右想要自己進食時，大人因擔心孩童吃不好而繼續餵食，未讓孩童學習自己進食，以致於孩童就習慣了由別人餵食，而懶得自己動手。另一種可能的原因是大人會設定孩童一餐該吃多少、吃些什麼，而沒有讓孩童自己選擇或決定的機會，以致於吃飯這件事對孩童而言，變成是一件苦差事。孩童心裡排拒，因此就不會好好地吃，而可以拖很久。再者是大人通常都會擔心孩童吃得不夠，因此不管孩童想不想吃，都要勉強孩童吃進大人認為足夠份量的食物，以致於孩童無法根據自己的飽餓感來進食，而吃飯這件事反而變成親子角力的時間。

　　要改變孩童吃飯的習慣，首先要將吃飯的決定權交還給孩童。因為吃飯是為了滿足個人的基本需求，如果孩童感覺餓了，自然會要吃食，所以大人不用擔心孩童會餓著。吃飯時，最好讓孩童和大家一樣可以自己選擇要吃什麼、何時吃哪一樣。如果孩童吃得很慢，可以提醒他說：「加油喔！你看，我已經吃一半了。」或者「吃快一點喔！你看，我已經快吃完了。加

油！」等大家都吃完時，如果孩童還是吃得很慢，可以問他還要不要吃，如果不要吃了，就尊重他的決定，把食物收起來。下一餐飯時還是持續一樣的作法。但要注意：兩餐飯之間，即使孩童喊餓，也絕對不能給孩童點心或食物。孩童一、兩餐不吃或吃很少也不要擔心，持續這樣的作法，孩童很快就可學會把握進食的機會，斟酌要吃多少，而不會讓自己餓肚子。

問題
2

孩童吃東西很慢,咀嚼的動作很小,在家吃飯常要泡湯或開水,但卻很喜歡吃肉,雞腿、肉片都咬得動,也會吃青菜,這可能是什麼原因?

答 肉與青菜是最需要咀嚼的,所以咀嚼不好的人,會不喜歡吃大塊的肉或青菜。但孩童喜歡吃肉,也會吃青菜,所以不一定是咀嚼的問題,有可能是一種習慣或是模仿家中其他人的行為。可去了解一下家中是否有人吃東西很慢,或吃飯常要泡湯或開水。此外,由於自閉症孩童的固著性,常常只要有一次這樣的經驗,可能之後就都要這樣做。因此如果確認孩童沒有咀嚼的問題,就可以嘗試以孩童喜歡的活動為誘因,促使他快點吃完好加入活動。至於吃飯泡湯或開水的部分,大人不要主動提起,如果孩童要求,不必制止,而可說:「喔!」表示聽到了,但不要替他做,而由他自己處理,他或許就不一定要這樣了。

問題 **3** 孩童吃飯是一口一口吃個不停，因嘴裡塞得太滿而灑得到處都是，要如何訓練？

答 孩童之所以會這樣，顯然是不了解「吃飯」這件事，也有可能之前別人餵他吃飯時有過一口還沒吞下去又餵第二口的經驗，所以需要重新教導孩童如何吃飯。

大人可在孩童一口還沒吞下去就要吃第二口時，制止他，例如跟他說：「等一下！吞了沒？」等看到他吞下後再讓他吃第二口。之後如果他又忘記了，可以改為以聲音提示，例如說「ㄟˊ」，他就知道意思了。如此重複練習幾次以後，孩童可能就學會了。此外，飯後可以讓孩童自己收拾桌面，學習為自己的行為負責，此亦有助於孩童學習自我警惕。

問題 **4** 孩童一吃到軟的東西就會吐，要如何訓練？

答　吃到軟的東西就會吐，可能是因為孩童不習慣軟軟的口感。若大人強要孩童吃，反而會使他心理上更加抗拒，就容易誘發出嘔吐反射。因此不宜用強迫的方式逼孩童吃，而可以嘗試以漸進的方式，讓孩童從稍軟的食物逐漸適應，或者也可以將食物做成可愛的形狀來吸引他的興趣，或者將少許軟的食物包在硬的食物裡誘導孩童吃。不論用什麼方式誘導，最好都要讓孩童自己主動取食，才不會引起孩童的排斥。

問題
5　孩童不喜歡吃較硬的食物，且吃飯時常常沒有將食物咬碎就吞下去，這需要糾正嗎？

答　不喜歡吃較硬的食物或食物沒有嚼碎就吞下去的孩童，通常可能是因為其口腔功能不佳。口腔功能是學習說話、正確發音的基礎能力，咀嚼、吞嚥等是發展口腔功能的重要活動。如果孩童不喜歡吃較硬的食物或食物沒嚼碎就吞下去，就會影響其口腔功能的發展，進而影響其說話與構音。因此最好是從進食開始訓練孩童的口腔功能，準備孩童喜歡的食物，但不要切得太細或煮得太軟，並要求孩童要將食物嚼碎或者要嚼多少下才可以吞下去。也可以使用肉乾或肉條，將其放在孩童兩側的上下臼齒間訓練其咀嚼。

> **問題 6**　孩童做完畫圖活動後，大人讓他去洗手，洗回來後，大人發現還沒洗乾淨，於是叫他再去洗，洗了二、三次都沒有洗乾淨，這是什麼原因？

答　顯然這個孩童不懂大人的意思，雖然洗了二、三次，但又總洗不乾淨。這時大人就要想到，孩童可能不知道大人讓他去洗手的意思是要「洗乾淨」，而非有洗就好了。孩童也可能不知道「洗乾淨」是什麼意思，這在自閉症兒童是常見的問題。因此大人需要說得更明確，例如：指著孩童手上的污漬跟他說要把它洗掉。如果孩童仍然不懂，就可以實際帶著他去水槽邊，一面說一面做給他看，幫助他了解，而非只是一再地要求他把手洗乾淨。

問題
7

有位 5 歲的孩童，半夜有頻頻尿床的狀況，即使睡前已經很長一段時間沒有喝水，上床睡覺前也有先上廁所，但還是在入睡後不到 2 小時就又尿床了。要如何訓練孩童可以不包尿布睡覺？

答 要訓練孩童可以不包尿布睡覺，並非不給孩童包尿布就可以達成目標。相反的，在孩童尚未能夠控制好小便的排放之前，就不給孩童包尿布，會帶給大人與孩童很大的壓力，例如：大人在孩童睡前一段時間就不給他喝水，上床睡覺前讓孩童先上廁所，甚至在自己要睡覺前再把孩童叫起來上一次廁所，這會使得孩童也很緊張，睡不安穩，反而更容易尿床。大人需了解：控制小便這件事情，孩童自己也會很在意，但不是孩童想要控制就能夠做得到的。首先要解除壓力與擔心，包尿布就不用擔心把床尿溼。另外再控制飲水量，睡前一、兩個小時不要喝水，上床前先上廁所，其他就順其自然了。相信孩子達到一定的成熟度後，狀況就會改善。如果早上起來尿布是乾的，就表示他夜裡沒有解尿，維持一段時間之後，就可以不用包尿布了。

三、玩／遊戲活動

　　遊戲是在真實世界生活所必須的技巧（Sutton-Smith, 1980）。對學齡前的幼兒而言，除了基本日常活動以外，其餘的時間幾乎都是在玩，即使是吃飯、洗手或移位，對孩童而言，也都可以是好玩的事。從兒童發展的角度來看，孩童透過玩或遊戲能發展各種身體動作、認知、情緒與社會化發展以及語言能力，例如：孩童在玩或遊戲的活動中，透過身體動作學習認識及控制身體的知覺、動作與認知，發展出輕快、流暢、準確的動作技巧，認識自身對外界可能造成的影響，以及學會掌控、熟練工具或物件的使用等。在認知方面，透過選擇及決定遊戲或玩法，學習區辨、組織及理解訊息，發展解決問題、訂定目標並堅持既定目標直到完成的毅力，在玩或遊戲的過程中，發展創造性、抽象性與邏輯性思考。在情緒與社會化方面，學習認識及表達情緒、解決複雜的心理衝突或困擾，認識自己，認識角色系統、社交規範以及社會文化與習俗，學習注意及同理他人、自我實現與衝動控制，以及人際互動技巧，學習坦然面對他人的回饋與同儕壓力，能夠享受與人互動的樂趣。在語言方面，練習各種語彙的使用，熟練語音、語法、語意等規則等。隨著孩童能力的發展，其自信心自然會逐漸建立。

　　玩或遊戲的特點是孩童可以大膽嘗試或實驗，而不必擔心做不好或受責罰，孩童可以自己決定遊戲的方式或規則，也可

以自己決定要不要玩、玩多久，因此沒有孩童不喜歡玩。許多
專業都以玩或遊戲做為治療或訓練孩童的媒介，兒童職能治療
更將玩或遊戲視為治療的重要目標之一，因為它是一般孩童的
主要生活事項。

　　自閉症孩童由於概念的理解與形成有困難，模仿的能力亦
不佳，因此其玩的程序有限，變化也較少，少有複雜的遊戲技
巧及象徵性的玩法，例如：不會和他人玩扮家家酒。這使得自
閉症孩童的學習機會也比一般孩童少很多。大人如果懂得促進
孩童「玩」的技巧，將可幫助自閉症孩童參與遊戲活動，並從
中學習各種生活技能。

　　引導孩童參與遊戲活動時，需要把握住遊戲的三個基本條
件：(1)孩童是主動參與的；(2)孩童可以自己選擇玩具／遊戲及
玩法，以及(3)孩童的表現可得到明確的回饋或結果，但是不需
擔心表現好壞或對錯。有時家長反映孩童對任何事都提不起勁
來，連玩也一樣不愛。如是這樣，家長就可以評估一下過去孩
童和您玩的時候，是否具備了上述三個遊戲的基本條件。如果
孩童不想玩，大人就必須設法提起孩童玩的興趣或動機，千萬
不要勉強孩童玩。您也可以參考本章「動機」那一節的說明。

問 答 集

問題 1 大人和孩童一起玩遊戲時，宜扮演什麼樣的角色？

答 大人在活動中的角色最好是跟隨孩童的步調，做孩童的好玩伴。但同時又要細心觀察孩童的行為與反應，並適時給予必要的回饋、提示、示範或肢體協助，以 (1) 提供鷹架，引導孩童發揮潛能；(2) 肯定孩童的表現，提高其動機與投入的程度；(3) 提供必要的協助，幫助孩童獲得成功的經驗，以及 (4) 給予提醒，促其修正不當的行為，例如：讓孩童決定要玩什麼，或讓孩童訂定遊戲方式和規則。若發現孩童不太會訂遊戲規則時，大人可以用提示的方式引導其做選擇或決定，並在活動開始之前，把規則解釋一遍，確定孩童充分了解。在活動中，若發現孩童不知道要怎麼做時，可先給予口頭提示並觀察其反應，如果經提示後，孩童就知道要做什麼、如何做，就不必直接告訴他要做什麼。若無效，再直接以口頭指示要他做什麼、如何做。若孩童仍不會做，則可進一步提供肢體協助，實際帶著孩童做一次，幫助他獲得活動的概念，此將有助於其學習。

若孩童自己玩自己的，完全不理會大人時，大人可以先在孩童旁邊觀察其玩法，再找機會加入孩童的活動，例如：也拿著一部小汽車在其旁邊行駛，或是和他一起搭建積木。當孩童注意到大人的加入以後，大人就可以示範不同的玩法，以吸引孩童的注意，進而模仿大人的玩法。

此外，大人要記得自己的角色與任務。雖然營造好玩的氣

氛可以提高孩童參與活動的動機，但是如果孩童過度興奮，則可能不利其組織、思考與學習。因此在活動中，大人在任何時候都不能忘記自己的角色，要引導活動進行的方式，讓孩童充分的參與活動並發揮潛能。最重要的是要讓孩童能夠從活動中得到成就感、滿足感，覺得自己很棒，可以享受參與活動的樂趣，例如：在摺紙活動中，大人如果發現孩童無法依照大人教的方法摺出一條魚，就可以鼓勵孩童用自己的方式摺，只要摺得像魚就好了。同時，在孩童摺的過程中，大人可適時給予肯定，讓孩童愈做愈有信心。如果孩童不斷地向大人尋求協助，則可考慮調整活動的方式或目標，以符合孩童的能力，讓孩童有成功的機會。避免讓孩童必須藉由大人的幫忙來完成任務，因為這樣的話，孩童不但無法從活動中獲得成就感，還有可能會產生習得的無助感（learned helplessness），認為「我不會，一定需要別人幫忙才行」。

問題
2
有位 5 歲孩童，看到玩具和東西會喜歡放到嘴裡，要如何處理？

答 從發展學的角度來看，口腔是最早發展、感覺最敏感的地方，因此通常 1 歲左右的嬰兒會把任何東西都放到嘴裡，用嘴來探索物件。這個孩童已經 5 歲了，看到玩具或東西還是會放到嘴裡，表示孩童的發展遲緩，未發展出藉由雙手把玩或眼睛觀察來認識物件的能力，也不會自己玩。要改變孩童的這個行為習慣，需要提升其玩的技巧。大人可以示範物件的用法或玩法給孩子看，或帶著孩童的手來撥弄物件，最好是操控簡單且有音效的玩具，如一拍就會有聲音的玩具，比較容易吸引孩童的注意力，進而會想要主動嘗試。隨著孩童玩的能力之提升，這個行為自然會逐漸消失。

問題 **3** 孩童習慣把玩具亂丟，或是亂衝、亂撞，而不會好好的玩，要如何訓練？

答 當孩童把玩具亂丟，或是亂衝、亂撞時，表示他並沒有一個特定的目標要達成，而只是在享受發洩的快感或刺激。如果沒有危險的顧慮，大人不一定要制止，可以等孩童玩夠時，再提醒他要收拾好。這可能只是一段過渡期，等孩童玩的能力提升之後，就不會滿足於這樣了。但是如果孩童一直都只有這樣的玩法，就需要教導孩童玩的技巧。大人可以帶領孩童玩一個有目標的遊戲，並引導孩童針對目標來玩，也可以運用示範、提示或肢體引導的方法，來拓展孩童玩的技巧。遊戲的難易度需適合孩童的理解程度，例如：可從簡單的推疊積木開始，鼓勵孩童疊高，愈高愈好，大人可以跟他一起玩，比較兩人所疊的積木哪一個比較高、哪一個比較矮，如此也可以讓孩童學到「高」、「矮」的概念。

問題
4
孩童在遊戲時，常會變得過度興奮，而不依遊戲規則隨便亂玩，這可能是什麼原因？要如何處理？

答 在遊戲時，孩童若變得過度興奮，而不依遊戲規則隨便亂玩，表示孩童是在享受刺激或發洩，而非以遊戲目的為目標。此時大人宜即時給予孩童提醒或回饋，幫助他自我收斂，例如：在丟接球的活動中，孩童突然往別處亂丟，大人可說：「這樣我接不到喔！丟過來我這邊。」或是先暫停活動，並詢問孩童：「你在做什麼？」提醒他留意自己當下的行為，當他意識到自己的狀態之後就有可能會收斂。如果之後又出現紊亂的情形，還是一樣的提醒，如此可以提高孩童的自覺能力與自制力。如果一再的提醒都無效，就表示孩童此時未準備好玩這個遊戲，因此就應停止這個遊戲，轉換其他較適合的活動。

問題
5

孩童在遊戲中明明玩得很高興，但事後問他時，卻說不好玩，這可能是什麼原因？

答　如果大人觀察到孩童在遊戲中玩得很高興，表示他很投入且喜歡這個遊戲。事後大人可以將自己的觀察說給孩子聽，例如：「剛剛的遊戲很好玩喔！」表示認同孩童的表現，同時也教導孩童辨認自己的感受。然而，如果大人明明看到了孩童玩得很高興，卻還明知故問的對孩子說：「好不好玩？」就可能讓孩童有了不同的想法：他可能揣測大人的意思來回答，或想藉此引起大人的關注或提出其他的要求。針對前者，大人宜自我檢討並以身作則，多以正面的態度看事情；對於後者，大人除了平時就要主動給予孩童足夠的關注外，也須檢討自己是否過度擔心孩子的情緒，無意間鼓勵了孩子放大個人負面的經驗或情緒。

問題 6　孩童不願意在大家面前跟著同儕一起玩帶動跳，要如何訓練？

答　帶動跳不只是要會做動作，還需跟得上節拍。孩子不願意在大家面前跟著跳，很可能是擔心自己做不好或不知道怎麼做。如果只是動作學習較慢的孩子，可以先分解動作，一個動作一個動作教會孩童，之後再串連起來，而且開始的時候速度可以放慢一點。但是如果孩童有概念理解的問題（如自閉兒），就不宜分解動作教，而可以嘗試將速度放慢，直接帶著孩童的肢體從頭到尾做一遍，之後再放手讓他自己跳。如果還有困難，就再多帶幾次，當孩童知道要做什麼、如何做之後，就可以放手讓他自己跳了。

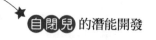

四、表達溝通

　　表達溝通能力與孩童的身心發展以及社會適應關係密切，對孩童的學習也十分重要。表達溝通主要是指表達個人意圖或需求，以及和他人交換想法與概念的能力，包括：口語及非口語的訊息接收與表達、與一人或多人同時交談、知道談話的規則、在適當的時機說適當的話、回應他人或得宜的中止談話等能力。

　　自閉症孩童由於缺乏心智理論的概念，容易以自我為中心來思想與行動，不善於表達與溝通，以致於不易為他人所了解，也不了解他人，因而難以和他人建立關係或融入團體中。自閉症孩童也會因為缺乏表達與溝通能力，而影響其身心功能的發展與生活事項的學習。因此，幫助自閉症孩童學習表達與溝通技巧是十分重要的課題。以下就以問答的方式來說明表達與溝通對兒童發展的重要性，以及自閉症孩童在表達與溝通方面常見的問題與訓練方法。

問 答 集

問題 1 不愛講話或口語表達能力不佳的孩童，需要被改變嗎？

答 語言與認知發展關係密切。學習講話的同時，孩童也在練習構思、組織訊息，形成概念。不愛講話的孩童，其思考或練習組織訊息的機會就比較少，可能不利於其認知能力的發展，包括：抽象概念與邏輯思考能力，因此應鼓勵孩童自我表達。如果孩童說話的內容較零散、缺乏組織，大人可以用提問的方式，協助孩童把事情依時間的先後順序或因果關係連貫、組織起來，使其概念更清楚，表達更有組織，這樣做也將有助於孩童認知能力的發展。有構音問題的孩童，可能會因為怕講錯被別人糾正或取笑，而比較退縮，不好意思開口說話。這樣也會影響到孩童的認知發展，因此須及早解決其構音問題。

問題 2　孩童的語言發展遲緩，這與認知發展有關聯嗎？

答　孩子的語言與認知發展有密切關係。一般孩童需要先從實際經驗中去體會一個概念，再結合語言，進而懂得那句話的意思或懂得如何描述那個經驗。自閉症孩童由於訊息的接收可能較侷限、訊息的組織與整合亦不良，因此操作能力受影響；不佳的操作經驗又不利孩童的理解，進而影響孩童的語言發展。是故要促進孩童的語言發展，不能只是說給孩童聽或讓他聽故事CD，而需要提供孩童正確的實務經驗，愈小的孩童，愈需要實際去體驗才容易學會。

孩童口語表達能力不佳,無法清楚陳述事情的經過,
也常未先徵詢就直接行動,要如何訓練?

答 孩童口語表達能力不佳,未先徵詢他人同意就直接行動,
這可能會讓別人感覺他沒有禮貌或不尊重他人,容易引起衝突。
因此大人一方面要改掉孩童不說就直接行動的習慣,同時也需
要教他如何表達。最簡單的方法就是讓他發現這樣行不通,當
孩童不說就直接行動時,大人要立即制止,並詢問他要做什麼,
等他表達清楚後才可以讓他行動。如果孩童表達有困難,大人
可以給予提示,例如問他說:「你還想要嗎?」如果孩童點頭,
就接著問他:「那你要說什麼?」並等他回應。如果孩童實在
說不出,可以引導他說:「我要⋯⋯。」並要他仿說。如此可
以幫助孩童學習口語表達的方式。

問題
4

孩童在活動時,一直發出一些和當時情境不相關的聲音,要如何處理?

答 首先要觀察孩童此時是高興還是焦慮?若是高興,大人可以詢問他:「你說什麼?你很高興是不是?」幫助他認識自己的情緒,並促使他用適當的方式表達。若是處在焦慮狀態,則可以問他說:「你說什麼?有點難是不是?」同時調整活動的難度,減低孩童的壓力,並讓他學習到適當的表達方式。要避免以責備或糾正的方式處理,因為常常孩童自己可能並未察覺到,如果責備或糾正他,可能使得他更緊張、焦慮,或是更故意出聲以示抗議或轉移大人注意的焦點。

問題
5

幼兒園中班的孩童行為退化，說話用詞、語氣都像 2、3 歲的小孩，可能是什麼原因造成的？

答　孩童行為退化，最常見的原因是家中突然多了一個小弟弟或小妹妹，而且父母及家人大部分的注意力都放在這個小弟弟或小妹妹身上，使得孩童頓時感覺失去了父母及家人的注意，因此他就可能會學習小弟弟或小妹妹的行為，期待得到父母及家人的注意。也可能將這樣的模式帶到幼兒園來。此外，在幼兒園中，如果孩童反應較慢或不會做時就會有老師或同儕來幫忙他做，也有可能會讓能力稍弱或自信不足的孩童甘於扮演受助者的角色，進而說話與行為都可能變得較為幼小。

問題 **6** 孩童常常裝小小孩的聲音說話，這可能是什麼原因？

答 常常裝小小孩的聲音說話的孩童可能是缺乏自信，希望藉此博取別人的協助或照顧。如果孩童總是這樣，有可能不利於其發展出合乎年齡的能力與信心。因此最好提醒他用自然的聲調與態度說話，例如：當他用小小孩的聲音講話時，大人可直接回應他說：「不要用這種聲音講話，好難聽唷！」並且不要因孩童用這種聲音講話，就對他特別好或特別通融，以免增強他這種行為。另一方面，則要加強孩童自信心的培養。多留意孩童好的表現或小成就，及時給予肯定或稱讚，例如：「你很專心做，都沒有講話。」或「這次表現有進步喔！」等，讓孩童看見自己的優點，進而自我肯定。

問題
7 孩童在團體中說話音量很小，要如何訓練？

答 如果孩童只有在團體中說話音量很小，其他場合則正常，其原因可能是缺乏自信。如果因此大家就會特別照顧他，就可能增強他這個行為，而變成一種習慣。要改變孩童這種行為，除了培養自信以外，當孩童說話音量很小時，可告訴他聽不到，請他說大聲一點。如果問了 2～3 次都還是很小聲，就直接告訴他：「不好意思，我聽不到。」然後繼續團體的活動，即使你猜到他想說什麼也不需要幫他說，這樣可以避免讓孩童尷尬。讓孩童清楚看到他這個行為是無效的，如果他想要表達，就得要說大聲一點，讓別人聽到。

問題 8 孩童講話大聲，可能是什麼原因？

答 孩童講話大聲有幾種可能的原因：(1)聽力問題：這方面可藉由觀察孩童平時對聲音的反應來釐清，若無法確定，則可建議他去醫院做聽力檢查；(2)自我控制不佳：若是自我控制不佳所致，則孩童除了在音量控制上不良外，在其他行為上亦會有控制不佳的現象；(3)想引起他人的注意：若懷疑孩童是為得到大人的注意，則須檢討平時是否疏於理會孩童，總是等到孩童大聲叫喊時才注意到他；若有此種情形，則建議大人在平時就要主動給予孩童足夠的關注，並及時回應孩童情感上的需求，這樣孩童就不需用大聲說話的方式來吸引大人的注意。

問題 **9** 孩童獨自玩時會大聲尖叫，這種行為需要糾正嗎？

答 孩童獨自玩時會大聲尖叫，即使不會干擾他人，但是變成習慣以後，可能在其他場合也會如此，那就可能會影響他的社會適應了，因此還是需要了解其原因，再設法助其改變。可能的原因有二：(1)孩童的理解與表達能力不足，感到興奮時就以最原始的方式表達；(2)孩童想藉此引起大人的注意，吸引大人過來關切。針對第一種可能，建議大人抽時間陪孩童一起玩，當玩到高興或興奮而孩童大聲尖叫時，大人可以描述孩童的情緒，例如說：「你好高興喔！拍拍手！」或是用其他適當的口語或行動表達，為孩童示範，讓孩童有模仿的機會，幫助他學會適當的表達方式。如果是遇到困難或挫折，大人一樣可用類似的方法來處理。針對第二種可能，則建議大人多主動關照孩童心理的需求，多抽時間和孩童一起玩或聽孩童說話，分享彼此的感受與交流，孩童就不需藉由尖叫來引人注意了。

問題 **10** 問孩童問題時，他常常悶不吭聲、不回答，這可能是什麼原因？

答 孩童不回答問題有幾種可能：(1)專心在某件事上而沒有聽到；(2)缺乏自信，害怕說錯；(3)聽不懂，不理解問題；(4)習慣不回答。要確認是哪種原因，首先可讓孩童停下手邊的事後，再問他一次。確認他聽到了之後，如果還是不回答，可給予支持與鼓勵，並給他一些時間，等待他回應。如果依然不回答，再給他一些提示，幫助他理解問題，並協助他做出適當的回應。如果孩童是習慣不回應，經過上述這些步驟他就可能會回應了。但是大人也需要檢討為何孩童會有這樣的習慣，是否未留意到孩童正在專心做某件事，以致於對他造成干擾？或者是明知故問一些孩童不感興趣的話題？

問題
11 孩童對別人的問話常常像沒有聽到，不回應，要如何訓練？

答　首先要想一下，當發生這種情形時，大人的反應為何？如果大人總是比孩童先反應，則孩童可能就覺得自己不必理會了。如果希望孩童自己回應別人的問話，大人就不宜介入，不論是代其回答或重複一次問題，如此才能讓孩童自己面對問題，也才不會剝奪了孩童練習的機會。可以給孩童一些時間等他回答，如果孩童一直沒有反應，大人可以暗示對方再問一次。當孩童發現無法逃避面對問題時，他可能就會有所反應。只要孩童有所反應，大人就有機會教孩童如何回應，例如引導他說：「我叫……。」讓孩童可以藉由仿說，成功地回答問題。成功的經驗可以提高孩童面對問題的意願，藉由重複前述的過程，就可以逐漸形成一個良性的循環。

> **問題 12** 對於語言發展遲緩但又沒有動機和意願仿說的孩童，要如何訓練？

答 對於沒有動機和意願主動仿說的孩童，可以運用情境，製造表達的需求，給孩童一些壓力，例如：當孩童有所需求時，如果他沒有明確的口語表達，大人可以假裝不懂，並詢問孩童要做什麼。多等待一些時間，並鼓勵他說。只要孩童有努力嘗試，不論說得是否清楚，都應給予回應，例如說：「你要……嗎？」徵詢其對錯。如果對了，可再教孩童說一次，例如清楚的跟他說：「你說：『我要……。』」等他複述。多等待一些時間，並鼓勵他說。如果孩童不會說，可再教一、兩次。要避免給孩童太大的壓力，因此兩、三次之後如果孩童還是說不出，就不要再勉強他說了，而可以用輕鬆的態度來滿足他的需求，讓孩童覺得自己的努力有效果。這樣可以增強下一次孩童表達的動機。

五、人際互動

　　人是群體的動物，從出生開始，人就需要仰賴他人來滿足個人的需求，包括：生理、心理與社會需求。良好的人際互動與關係是快樂生活的基本條件，包括：與人合作或良性競爭的能力。人際互動主要須藉由溝通來完成，而在人際互動的過程中，孩童又可不斷地學習溝通的技巧。

　　由於溝通與社交障礙是自閉症孩童的主要特質之一，因此對其生活與學習造成極大的影響。好在自閉症孩童是可以學習的，只要用對方法，家長或老師可以幫助自閉症孩童學習人際互動技巧，體驗與人互動的樂趣。藉由實際與人互動的機會，不斷地練習、累積成功的經驗，進而提高孩童與人互動的動機與自信。

問答集

問題
1 當他人與孩童問話或接觸時，孩童不直接回應，而是轉向媽媽要賴或拉著媽媽，此時媽媽如何處理較好？

答 外在環境的壓力和刺激，是提升孩童能力、讓他成長的機會。此時媽媽最好不要介入，讓孩童學習自己去面對該狀況，例如：當他人問孩童叫什麼名字時，若孩童沒有回應，媽媽可以用眼神示意對方再問孩童一次；如果孩童不知道如何回應，媽媽可以從孩童的立場給他一點提示，引導孩童回應，例如說：「我叫……。」若仍有困難，則可直接教他如何回應，讓孩童可以模仿。

　　媽媽最好不要轉述他人的話或把他人的問題再複述一次，例如說：「那個阿姨問你叫什麼名字。你叫什麼名字？」因為媽媽這樣做時，就會把孩童的注意力轉移到自己身上，孩童不再需要理會他人，所以通常都不會有效。如果孩童一味地逃避面對壓力，拿媽媽當擋箭牌，其學習機會便會減少，其能力也就難以提升。此外，孩童也可能養成一些儀式化的行為習慣，例如：一定要等著媽媽的複述或催促，孩童才願意做出回應。所以媽媽應該要避免扮演傳聲筒的角色，以免將回應的責任承攬到自己身上來，孩童反而不用自己直接面對環境的壓力。

問題 **2** 孩童想要和別人玩，卻不知道怎麼融入同儕團體，大人可以如何幫他？

答 首先要讓孩童學會同儕常玩的遊戲，以及團體遊戲的基本規範。大人可以先和孩童玩，讓他學會遊戲的玩法及輪流的原則。之後即可以陪他一起加入同儕的團體遊戲，或者召集一些小朋友來一起玩遊戲。這樣大人才比較方便在遊戲中適時給予孩童一些提示或協助，幫助孩童學會團體遊戲的規則，以及與人互動的技巧，等孩童建立了信心後，就不再需要大人的帶領了。

問題 **3** 孩童不論跟大人或小朋友玩遊戲的時候，常會賴皮、耍賴，要如何處理？

答 首先，大人在和孩童玩遊戲前，宜先把規則講清楚，並確認孩童都聽懂了。遊戲進行中，如果孩童未遵守規則，就立即提醒他，等他修正之後再繼續玩。如果孩童耍賴，不照規則玩，大人可以告訴他：「這樣就不要玩了。」如果孩童堅持不照規則玩，大人就可結束這個遊戲，把東西收起來。大人不需要責備或訓誡孩童，而是讓孩童從自己行為的後果來學習，如此可以避免抗爭或衝突。當孩童每一次耍賴時，都要使用同樣的方法處理，相信不要多久，孩童耍賴的行為就會減少了。

問題 **4** 孩童較霸道、自我中心，以致於人緣不佳。父母好言相勸，但效果不佳，須如何訓練？

答 一個行為之所以會保留下來是因為它有效用。孩童霸道或自我中心，雖然別人不喜歡，父母也告知不對，但是孩童依然故我，很可能是他覺得自己占到了便宜，因此選擇繼續這樣的行為，而不聽規勸。所以當孩子做出不當的舉動時，須立即明確地讓他知道不可以或不對，並且要其即時改正或道歉，為自己的行為負責；如果孩童不從，則拒絕繼續和他玩。但不需責備他或對他生氣，而是讓他知道別人不接受他這種行為，並幫助他修正自己的行為。如果能夠預先提醒孩童怎麼做，避免他出現不當的行為，則效果更好。

> **問題 5**　孩童只要別人不順其意就會哭鬧，因此兄弟姊妹都得讓他，而他則變得愈來愈霸道，要如何處理？

答　這是一個雞生蛋或蛋生雞的問題。父母可能以為只要順著孩童的意思他就會停止哭鬧，但是如果孩童哭鬧別人就會讓他，就會增強了孩童的哭鬧行為，使得他愈來愈霸道。因此家長若要改掉孩童這個習慣，就必須忽略孩童的哭鬧，而是就事論事地處理紛爭；對待所有的孩童最好是一視同仁，不要因為孩童比較小或是會哭鬧，就要其他的孩童讓他，以免更增強孩童這個行為。反而可以藉此機會教育孩童，幫助他學習尊重他人、自我控制。

問題
6

孩子的社交技巧不佳，與人互動時會有一些不適當的行為，大人是否可以採用同樣的方式來對待他，以讓他理解別人的感受？例如：當孩子動手去捏別人時，大人也捏他一下，讓他感覺這是令人不舒服的行為。

答 首先須了解孩童出現此行為必定有其原因，通常是當孩童感受到威脅或不舒服時才會出現。此外，孩童通常並非不知道捏人是會痛的，正因為他知道捏人是會痛的，才會在受到威脅或不舒服時採取此一行動來反擊。因此，此時的問題是孩童在感受到威脅或不舒服時，反應的方式不恰當或不知如何面對或解決。大人可以先請孩童說明原因，之後再針對原因和孩童討論適當且有效的解決辦法，並可以讓孩童演練一次。當孩童下一次碰到同樣的情況時，就知道怎麼做了。另外，也需要讓孩童對其不當的行為向對方道歉。

> **問題 7**　對於喜歡與同儕較勁，喜歡逞一時口舌之快的孩童，如何處理較適當？

答　孩童這樣的行為將不利於其人際關係，因此在場的大人最好能夠及時針對孩童所說的話給予適當的回應，以削弱這種讓人不快的行為，例如：孩童看到同儕畫了 101 大樓，就說自己畫的是「比 101 還高的大樓」。這時候大人就可以詢問他：「比 101 還高的大樓，那是什麼呢？你說說看！」如果孩子答不出來，他就會有所警惕，知道不能只為了贏過別人而隨便亂說。避免制止或責備孩童，因為制止或責備並不會讓孩童感受到該行為有何不好，只是大人不准，因此他可能並不會改變或只是在大人面前不說而已。

問題 **8** 對於喜歡批評別人、挑撥同儕的孩童，如何處理較恰當？

答 孩童這樣的行為會讓別人不愉快，也不利其人際關係，因此在場的大人最好能夠及時給予適度的回應，提醒他自我修正，例如：當孩童跟旁邊的人咬耳朵講悄悄話，不給對面的孩子聽時，大人可說：「你說什麼？我也要聽。」如果他說：「不告訴你。」可回他：「那我下次也不告訴你。」這樣做不但可以讓被排擠的孩子釋懷，並學習到適當的處理方法；對於挑撥同儕的孩童，因為並不是直接指責他，也不致於使其難堪，且可以讓他從經驗中學習修正自己的行為。

問題 9

孩童過了寒假或暑假後再回到學校上學時，老師反應孩童在社交及主動性等方面之表現稍有退步，這是什麼原因？

答 人是一個開放的系統，會不斷地與外界互動及改變，孩童的行為會受外界環境的影響，也會影響環境。寒假或暑假孩童有一至兩個月的時間不需上學，如無生理上的變化，這段時間裡孩童的生活經驗可能是導致其在社交及主動性等方面之表現稍有退步的原因，例如：在學校上學時，老師會鼓勵孩童的主動性及與人互動，如果放假在家裡，而沒有這樣的環境或凡事都有人主動照顧孩童，就可能養成孩童被動依賴的習慣。因此當放寒暑假時，大人也需要延續孩童的學習，尤其是生活習慣與學習或做事的態度，不能因為放假就鬆懈，否則將不利於培養孩童的獨立性與自主性。

問題 10 幼兒園的孩童跟老師說有人摸他的頭,他覺得被欺負,老師該如何處理?

答 孩童有時對於發生的事情說不清楚,但是其感受卻是真實的,因此老師須重視其感受,妥善處理,例如:老師可先詢問孩童,他覺得別人為什麼摸他的頭,以及他被摸的感覺如何。若孩童感受不好,老師可再找那位摸他頭的孩童過來,詢問他為什麼摸別人的頭,並告知別人的感受。如此可以幫助雙方了解自己的行為以及別人對此行為的感受,同時也澄清彼此的意思,將有助於孩童學習正確理解他人的社交訊息,並發展適當的人際互動技巧。

問題 11 孩童被人不小心撞到一下就會哭，或向大人告狀說別人打他，宜如何處理？

答 自閉症孩童因為有概念理解與表達的困難，家長可能因為擔心孩童被人欺負時不會保護自己，而可能教孩童：「若是別人弄到你，你就去告訴老師。」然而，因為孩童理解力不佳，不會判斷別人的動機，因此只要別人碰到他，可能就以為是欺負他而去告訴大人。因此當大人在處理此事時，需要問明原委，如果孩童有錯誤的解讀，則要幫助他了解真相。此外，在教自閉症孩童時，宜盡可能地將情境條件講清楚，例如說：「如果別人不小心碰到你，而且不是很痛，就沒有關係，可以請他小心一點，不要碰到你。如果他還是繼續弄到你，就可能是故意的，就要去跟老師講。」

問題
12

孩童和幾個孩子一起爬行運沙包時，向大人告狀某人碰到他了，並且說：「如果他再碰到我一次，是不是就要叫他離開？」此時如何做較適當？

答 由於自閉症孩童的概念理解能力較弱，思想較缺乏彈性，所以在面對事情時，常無法針對當下的情境加以判斷，並做適當的反應，而常常是以其習慣的固定模式來反應。對於這件事情，該孩童沒有了解到由於空間較小，在這個活動中，每個人可能一不小心就會碰到別人。此外，他對「碰到」的理解也可能與一般人不同，以為只要別人碰到他，就是不對的行為。再加上他記得之前有人犯規時，老師的處理方式是先提醒、警告，若一犯再犯，就會請他離開，所以他才會這樣說。因此大人此時宜機會教育，告訴孩童由於空間較小，在活動中一不小心就會碰到別人，並不是故意的，所以不必太介意。同時提醒小朋友們小心一點，盡量不要碰到別人。如此可以幫助孩子學習辨別狀況，並能夠依不同的狀況而有彈性的反應。

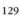

問題 **13** 孩童常常會有告狀的行為，怎麼處理較好？

答 首先要看他告狀的內容為何，原因及處理方式亦不相同。有一種情形是告訴大人某某人做了不對的事，這表示孩童很有正義感，習慣扮演糾察隊的角色；這種行為可能會得到大人的肯定，進而更得到增強。然而從同儕的角度來看，孩童這種行為是打小報告，會影響孩童的人際關係，因此大人不宜鼓勵孩童這種行為，並且當孩童來告狀時，可以對他說：「沒關係，老師／媽媽會處理，你做自己的事就好。」逐漸削弱孩童這種行為。

另一種情形是孩童告狀說別人欺負他。這種情形表示孩童遇到人際衝突時習慣向大人求助，而非自己嘗試解決。如果孩童總是這樣，別人可能就不喜歡跟他玩。因此需要跟孩童討論事情的經過，並引導孩童找出面對或處理事情的方法，讓孩童學習自己去面對問題，學習談判與協商的技巧。

問題 14 孩童常因指出同儕的違規行為而惹得同學不高興或爆發衝突，此時要如何教導孩童才好？

答 孩童若只是提醒他人該行為不對，較不會引發他人的不滿。會產生衝突，通常是因為孩童指出別人做了不對的事。自閉症孩童因為較缺乏同理心，思考又缺少彈性，當他發現別人做了老師說不可以的事情時，通常就會立即質疑或舉發，而沒有考慮太多。站在老師的立場，可能會肯定孩童的正義之舉，並責罰犯錯的同學，但是這樣一來，很可能讓同學將自己挨罰怪罪於告狀的孩童，而孩童則因為老師的肯定而更常做這樣的事。為要避免製造孩童和同儕之間的衝突，當孩童向老師報告別人做了不對的事時，老師最好先告知孩童：「老師知道！老師會處理！你專心做自己的事就好。」避免增強孩童此一行為。同儕聽到老師這樣說也會有所警惕，之後可能就不會再犯，老師也就不用處理了。在家中手足之間，如有類似的事情，也可用此方法處理。

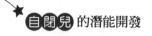

六、學習活動

　　孩童是無時無刻不在學習的，即使是學習有困難的孩童也是一樣。孩童的許多行為表現常常是學習而來的，不論是好的或壞的，或是大人喜歡的或不喜歡的。《伊索寓言》裡有一則故事是這樣的：螃蟹母子在海邊散步時，蟹媽媽對小蟹說：「兒子啊！你能不能走路端正點，不要這樣橫著走。」小蟹說：「媽媽！你可不可以走給我看呢？」大人在教導孩童時，常常會鎖定要教會孩童的項目或內容，用盡千方百計，甚至不擇手段來達成目標，卻忽略了孩童可能會從大人那兒學習到使用同樣的方法來達成目的。

　　這個單元主要是討論關於自閉症孩童在教—學方面常見的問題，包括：自閉症孩童對一般教—學方法的反應、學習進度、學習困難與相關問題，以及可能有效的教—學方法。

問 答 集

問題
1

孩童學習的狀況不穩定,有時較困難的事會做,較容易的事反而不會做,可能是什麼原因?

答 自閉症孩童可能因為不了解活動的全貌,而表現得很笨拙,尤其是在學習一個新的、較複雜的活動,或是面對一個不熟悉的情境時。但是當他知道要做什麼或怎麼做之後,其表現可能會立即改善,因此其表現有時不能依活動的難易度來預期。基於此,大人對於孩子的某些無效表現不需要急著糾正,那可能是孩童發展某項能力的過程。大人可以盡量讓孩童在自然的氣氛下自由探索或嘗試,不要給孩童壓力或一直將注意力放在其不會的部分,只要引導孩子繼續朝目標前進即可。如果孩童始終摸不著頭緒或很快就放棄嘗試,則大人可以提供他一些線索或示範,如果依然不行,則可以進一步引導其肢體行動,重點是幫助孩童透過實際的經驗來了解活動的概念,當其了解之後,就可能會做了。

問題 2　孩童在不同情境下的表現有落差，可能是什麼原因造成的？

答　孩童的表現是其本身能力與活動及環境三者互動的結果，當孩童在不同情境下表現有落差，極可能是因活動及環境不同所致。好的學習環境能夠誘發孩童的潛能，不好的學習環境則可能使得孩童習得依賴、被動，對自己的能力缺乏信心。好的學習環境通常能提供孩童安全與自由探索的機會，鼓勵孩童嘗試，且不必擔心做得不好。孩童透過自由探索認識環境與自己的能力，習得各種解決問題的方法。相反的，在無法自由探索或對孩童的表現有嚴格標準的環境，孩童可能會因為未達到標準而打擊了信心，進而失去努力嘗試的動機，表現愈來愈差，而形成惡性循環。

問題
3　孩童在父母面前與在老師面前表現得不一樣，其原因為何？

答　每個人的行為都可能會因環境而異，這是適應的表現，自閉症孩童也是一樣。在發生這種情形時，需要分別去了解父母與老師對待孩童的方式有何不同，並考慮家庭與學校環境之差異，以找出影響孩子行為表現的關鍵因素，例如：有些孩童在學校可以自己吃飯、自己穿脫衣服和鞋襪，但是在家裡則需要大人幫忙。深入了解後會發現，在家裡如果他吃得慢一點或穿得慢一點，大人就會餵他或幫他做，因此孩童在父母面前就會變得比較依賴。

問題 **4** 孩童的狀況有時表現得很好，但有時又表現得不好，這可能是什麼原因？

答 就一般孩童而言，在其尚未發展出穩定的行為模式或習慣時，容易受環境差異的影響：在結構明確且有正向支持的環境裡，孩童較容易做出適當的反應，但是在缺乏結構或紊亂的環境裡，孩童就可能不知該做什麼，而容易出現不適切或紊亂的行為。因此必須持續提供孩童好的學習環境，幫助他養成好的行為習慣。等習慣建立之後，孩童的行為就比較不會受到環境的影響。

而對於自閉症孩童而言，因其對環境的理解能力較弱，就更容易因為環境的轉換而有截然不同的表現。所以當大人觀察到孩童表現失常時，首先需留意情境的改變或差異，並協助孩童理解，或排除其中的干擾因素，如此將可幫助孩童做出適當的反應。

問題
5

幼兒園特教班的老師反應，開學已經一個多月了，大元始終學不會上學進到教室後，先自動把外套脫掉、書包放好，換上拖鞋再去玩，要怎麼訓練？

答 大元因有自閉症，對訊息的接收、連結與組織能力較不佳，因此無法像一般孩童一樣，從老師的口頭指示或觀察就了解到老師對他的期待或要求之全貌。雖然開學已經一個多月了，但是大元始終還沒有懂得進教室首先要做的流程，因為老師通常都是在發現大元未依規定的流程執行時才糾正他，所以他的經驗是混雜且不連貫的。老師可以嘗試在大元進教室後，帶著他把完整的程序做一遍，並一邊說明，幫助大元獲得整個流程的概念。這樣帶一、兩次，幫助他了解正確的流程後，他可能就會自己做了。

問題
6

幼兒園老師反應，寶弟上學進到教室後，沒有先自動把脫外套、放書包等該做的事情完成，就去做別的，提醒他，他還會故意拖延，直到老師拿著棍子並用嚴厲的態度嚇唬他，才會趕快做好，這要如何矯正？

答 嚇唬他，他就會趕快做好，這表示寶弟其實知道應該要做什麼或怎麼做，端看其是否想要做。孩童不主動去做該做的事，可能的原因之一是平常大人喊他、唸他，但是並沒有徹底執行，堅持要他一定要做到或改正。久而久之，孩童就知道大人唸歸唸，但不一定要聽，因此學會將別人的話當耳邊風，甚至故意不理會，除非大人非常生氣或堅持時，才會去做。建議家長與老師在管教孩童時，要先想清楚，是否一定要孩童做到，並衡量孩童是否做得到。必須謹言慎行，只要講了就一定要確實執行，如此才能養成孩童聽話的習慣。

問題 7 做勞作時，孩童常不依著老師的要求做，而說自己要做不一樣的，這時是否需要制止？

答 如果孩童平常能夠遵守規則，唯有做勞作時不依著老師的要求做，有可能是因為他覺得要做出老師指定的作品有困難。老師可以用鼓勵的方式，先肯定他的創作，再鼓勵他做一個和大家一樣的，幫助他克服因害怕做不好而逃避的心理障礙。但若是孩童經常有這種情形，而且不只是做勞作時會這樣，除了前述的原因外，也可能是孩童有不願從眾或挑戰權威的傾向，且通常是比較聰明的孩子容易有此現象。有時大人會覺得這樣的孩子很有創意，因而給予肯定，如此就更增強了孩童這種行為。但從團體的角度來看，這種行為可能不利於孩童學習團體規範或做一個遵守規則的團體成員，因其可能不願意勉強自己配合大家。因此家長需區分事件或場合來看待孩童的行為：如果是美術創作等沒有絕對的好壞或對錯時，可以肯定孩童創意的表現；但是當有明確的指示或規則時，則最好要訓練孩童遵守，培養其具備基本的公民素養。

> 問題
> **8**
> 孩童做事缺少計畫，時常未針對目標去做，或是跟著他人瞎起鬨，要如何訓練？

答 做事缺少計畫的孩童通常較為衝動，容易受環境中的刺激影響，而忘了目標為何。針對這樣的孩童，大人可以在活動開始前，先請他觀察環境並且猜猜看今天要做什麼，刺激他去組織、思考。在活動進行前，也可以先問他要怎麼做，讓他想過一遍、說出步驟後，再開始動手做。如此可幫助孩子學習先計畫、後行動，避免不當的盲動行為。當大人發現孩童的行為偏離目標時，可以立即問他：「你現在要做什麼？」提醒孩童冷靜下來，想一下自己現在該要做什麼，才再繼續進行。此外，環境的控制也很重要，例如：將主要的物件安排在適當的位置，盡量減少不必要的刺激，如多餘的物件或聲響，並且維持環境中良好的秩序。在這樣一個有組織、結構清楚的環境中，孩童比較容易掌握到目標或方向，較不易出現紊亂的行為。

問題
9

孩童做事情較粗線條、不注重細節，喜歡湊熱鬧，不經思考就隨便講話，常常沒有意識到自己的行為不適當，要如何訓練？

答 這樣的孩童可能凡事都不認真，對自己也沒有期許，什麼事都隨隨便便。要改變其這種行為需要從改變態度做起，先肯定他的優點或表現好的地方，讓他開始注意到自己的行為，並且透過他人的肯定可增強這些好的行為。當孩童出現不適當的行為時，大人可以適時地給予其適當的回饋，例如：指出其忽略之處或他人的感受；也可以運用同儕團體來影響孩童，例如：可以指出某人做得很仔細或者很專心，讓孩童可以仿效，並注意到自己行為的適當性，學習修正自己的行為。

問題
10

國小三年級的孩童，每天晚上寫功課都要家長盯著，否則會分心寫到很晚，每天要花 3～4 個小時寫功課，家長感到疲憊無力，該如何處理？

答　孩童功課寫得慢，有許多種可能，諸如題目太難不會寫、有書寫困難，或是缺乏動機、不想寫。如果家長習慣盯著孩童寫功課，那麼就可能讓孩子對寫功課這件事產生反感，而不想好好寫。欲解決此問題，家長須把寫功課這件事的責任交還給孩童。家長可以站在從旁輔助的角度，告訴孩童寫完功課就可以做他想做的事，十點鐘就要上床睡覺。如果有不會寫的可以來問大人。給孩童一個安靜、不受干擾，可以專心寫功課的環境。中間不要一直問他或催他快寫，頂多提醒一、兩次。九點半的時候，可以提醒孩童：「再過半小時就要睡覺了，功課如果還沒有寫完就要寫快一點了。」到了睡覺時間，如果孩童還沒有寫完，就跟他說：「沒有關係，明天早一點起來再寫。」然後叫孩童即刻去睡覺。剛開始由過去緊迫盯人的方式改為讓孩童自己負責時，孩童可能仍會等著大人來催他，大人必須忍住。等孩童發現大人真的不來催他時，他就會自己開始規劃了。

　　如果懷疑孩童有書寫困難，最好是尋求職能治療師的專業評估，等確認問題後再進行處置。

七、課程安排

　　由於自閉症孩童在學習上有特殊的困難與需求，因此家長通常都會尋求一些專業治療或訓練的協助；但是直到目前為止，自閉症孩童的治療或訓練並沒有公認的標準課程或作法。也由於自閉症孩童的困難與需求不易被了解，而坊間又有各種各樣的課程或訓練，家長們因為求好心切，可能不計心力、時間與金錢的花費，盡可能的為孩童安排大量的課程。究竟什麼樣的課程安排比較適當？或是要如何選擇適合孩童的課程？此外，要如何挑選適合孩童就讀的幼兒園呢？這些是家長們最常問的問題，以下就針對這些問題分別進行討論。

問 答 集

問題 1 坊間有許多治療或訓練自閉症孩童的課程，該如何挑選？是否上愈多課程愈好呢？

答 自閉症孩童的訓練目標是幫助孩童適應環境、生活與學習。針對此目標，最直接且有效的方法是在日常生活中協助孩童實際參與每一樣活動，並且得到正確或成功的經驗。家長或孩童的照顧者和孩童相處的機會最多，因此是最適合擔任協助孩童學習的角色。在挑選治療或訓練課程時，可評估該課程是否是針對孩童的生活適應來訓練？是否有助於孩童的生活與學習？治療師是否會指導家長如何協助孩童的日常生活？選擇一家最適合的課程或家長信任的治療師後，和治療師充分配合，治療以外的時間由家長或主要照顧者於日常生活中協助孩童實際去練習，碰到困難再去請教治療師，這樣的效果會最好。因此不需要安排很多課程。

安排過多的課程，不只大人與孩童都需要辛苦的趕場，也沒有足夠的時間可以帶著孩童實際在生活中去練習。而且上那麼多不同的課，每個治療師或老師的治療理念與教法又都不盡相同，使得孩童必須要去適應不同的環境與老師，這對自閉症孩童來說又是更加困難，反而不利於孩童的學習。由於每個課程都有其治療方向與目標，加上每個治療人員或老師對孩子的態度與要求也不一致，孩子會變得無所適從，不知道要聽誰的，也不知道到底怎麼做才對。最後可能會導致孩童發展出自己的

適應策略,也就是相應不理,或者想聽的時候聽,不想聽的時候不聽。如此一來,就失去當初讓孩子接受治療的意義了。

此外,孩童為了上這些課程,就沒有時間去做一般孩童會做的事,其參與活動的機會也被剝奪了。再者,孩童的時間被切割得支離破碎,不只沒有時間去做自己想做的事,也沒有時間和機會去消化、應用所學到的東西,因此就無法將新學到的事情加以吸收並記憶起來,以備日後提取出來使用。時間久了,會使得孩童的生活缺乏意義與目標,容易變得焦慮不安。

問題
2

家長幫 5 歲的自閉症孩童安排家教，每天到家裡伴讀一段時間，教孩子認知方面的課程，這是否合適？

答 一般所謂認知方面的課程是指教顏色、形狀、數字等的指認或命名，自閉症孩童大多有很好的記憶力，只要他懂得問答的規則，記憶性或知識性的題目對他們而言並不困難。但是，記得這些記憶性或知識性的東西，對自閉症孩童的主要問題，例如：生活適應、概念理解、人際溝通與互動等方面，並無太多助益。要改善自閉症孩童的生活適應、概念理解、人際溝通與互動等問題，最有效的方法是直接在真實的時間、環境與場合中學習。因此，實際帶著孩童參與日常活動或用模擬的情境來教導孩童如何反應或執行，是最容易幫助他們學會的方法，而一般孩童通常也是在生活中學會認識顏色、形狀、數字等概念的。因此宜由家長或專人帶著孩童從事各種生活或遊戲活動，在過程中提供孩童必要的提示或線索，幫助孩童理解情境，多給予孩子主動思考、反應的機會，並協助他做出適當的反應，是培養孩童的主動性和生活適應能力最有效的方法。

問題 **3** 幫孩童選擇幼兒園時,是否班級學生人數較少的幼兒園比較好?

答 表面上看來,班級學生人數較少,老師可以有較多的時間照顧每一位孩童,可能是比較有利的環境。但是對於有特殊需求的自閉症孩童而言,老師的教學理念與帶領技巧是否適合這個孩子,能不能使孩子的潛能得以施展出來,才是選擇幼兒園的重點。

一般而言,以啟發孩童主動學習為目標,重視孩童的學習經驗與感受的教學環境,會比以教會孩童特定的技能或項目為目標的教學環境,更適合有特殊需求的孩童。如果老師不了解自閉症孩童,也不懂得如何和自閉症孩童建立關係,只著重在特定項目或技巧的訓練,不僅不利於自閉症孩童的學習,還可能讓孩童承受極大的壓力,經驗到許多的失敗與挫折,進而可能產生次發性的情緒與行為問題。

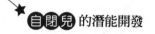

自閉兒 的潛能開發

第8章

行為規範與特殊行為問題的處理

　　自閉症孩童由於訊息接收及組織不良、理解力不佳、缺乏心智理論的概念，以致於不易掌握物件或情境的線索，其行為表現，包括物件的使用，常常不符合一般人的期待。他們也不會主動與他人互動，或以一般人習慣的方式與他人互動，因此大人需要主動教導自閉症孩童社會習俗與規範，包括：物件或設施的使用、與人應對進退的禮節，以及符合特定環境的言行舉止等。

　　大人在指導孩童時，須以了解、接納和包容的態度，耐心地以循循善誘的方式，從最少的提示開始嘗試，逐漸增加提示或協助，以協助孩童做出適當的反應為原則。要記得，自閉症孩童並非智能障礙，當他不知道要如何表現或做不好時，自己就已經很挫折、焦慮了，因此大人不要只急於要孩童做出正確的表現，而應先安定孩童的情緒。讓孩童在沒有壓力的狀況下學習，效果才會最好。

　　大人在和孩童互動時，使用自然的方式是最好的。也就是用與一般人互動的方式和孩童溝通或互動，這樣最能夠引起孩童自然的反應或回應，同時也可以讓孩童學習到在自然情況下的人際互動模式，例如：孩童在活動中玩得還滿高興的，但口中卻一直唸著「好無聊喔！」大人這時可以回應「好無聊喔？那不要玩了！」以提醒他是否真是此意，而不需用說教的方式。

　　大人對孩童說話時的語氣及態度，會影響孩童的表現。如果大人以對待幼兒的語氣和孩童說話，孩童就可能表現得像幼兒一樣依賴、撒嬌、不獨立；相反的，如果大人以尊重的語氣及態度對待孩童，孩童也比較會以自尊、自重的態度來回應。如此有助於孩童學習自己面對問題、解決問題，並發展自尊與自信。

　　大人要說到做到，尤其是針對聽從指令有困難的孩童，說了就要確實執行，例如：當大人向有轉換活動困難的孩童預告：「再玩最後一次，玩完就要休息了。」玩完一回後，就要真的休息。如果要求孩童收拾玩具，也必須確實執行，否則孩童不易學會「聽話」，不論是聽懂或是照做。當大人發覺孩童執行有困難時，可以技巧性地降低要求或提供協助，例如：和孩子一起收，並將最後一、兩個留給孩童收，收完時立即給其肯定，讓孩童覺得自己做得很棒，那麼下次他就更願意「聽話」了。為了避免出現難以執行的場合，大人在規定或要求時，需要小心評估孩童的能力，並且在執行時須具有一些彈性，以讓事情能夠進展得很順利、大人和孩子相處平和愉快為目標。當發現

自己的規定或要求難以執行時，大人可以想一些既不違背其規定或要求，又可以讓孩童做到的變通方法，這樣也可以提供孩童學習彈性處理事情的榜樣。

當孩童做出不當的舉動時，需要明確地讓他知道那是不對或不可以的，但不需用責備的語氣，因為孩童可能是不知道，而非明知故犯。最好用提醒或鼓勵等正面的方式，幫助孩童自我修正，例如：當孩童在活動中有不當的行為時，不要說：「不要……」，而可說：「快點……！趕快……！」提醒他該做的事，將其注意力拉回到活動上。即使孩童可能是故意的，大人仍然可以心平氣和地告訴他這樣不對或不好，並教他正確或適當的作法，這樣有助於提高孩童的學習動機。如果孩童的行為損及他人，只需要讓他向當事人道歉，讓他學會為自己的行為負責，不一定需要另外處罰他或對他生氣。當然，最好的作法還是預先防範，在孩童還沒做出不好的行為之前及時阻止，並協助他做出適當的表現。這樣一方面可以讓孩童學習到新的、適當的行為模式，同時也能避免他重複不當行為的機會。

以下將分別討論自閉症孩童的一般行為規範之相關事項、過動／衝動與注意力問題、情緒行為問題，以及其他行為問題之成因與處理方法。

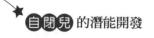

一、行為規範的基本原則與技巧

幫助孩童學習行為規範最有效的方法是：(1)確定孩童知道有哪些行為規範，如果孩童不知道，就需要先設法讓他了解；(2)以提醒、鼓勵的方式期勉孩童遵守規範，例如可跟他說：「吃完飯，我們來玩……」以激勵他快點把飯吃完；或帶著孩童一起把玩過的玩具收起來。當孩童有適當的行為表現時，及時給予肯定，以增強此種行為，幫助孩童養成習慣。如在團體中，還可以藉由肯定其他孩童的適當行為，來激勵孩童仿效的動機；(3)當孩童出現不當的行為表現時，應及時給予提醒或正面的回饋，如說：「哦！你忘了脫鞋！」而非說：「你為什麼還沒脫鞋？」以促使孩童盡快做出適當的表現；(4)避免強調不當或錯誤的行為。有時可以暫時忽略孩童的疏忽或小過失，等他自己去察覺，例如：孩童飯吃得很慢，等他看到別人在玩，他也想玩時，大人可提醒他說：「好啊！你吃完飯，一起來玩！」而不要讓他飯沒吃完就來玩。

對於違反原則或是破壞規則的舉動，應立即給予明確的回饋，讓孩童了解這是不被接受的行為，並且幫助孩童立即改正過來。避免以息事寧人的態度來處理，因為這樣不只無法幫助孩子學會自我管理，還可能會增強此種行為。

問 答 集

問題
1

以事先約定的方法來規範孩童的行為，是否適合用於各種年齡或狀況的孩童？

答 事先約定的方法之所以能夠有效規範孩童的行為，必須要孩童有相當程度的自我控制能力，而且能夠了解事件與後果的關聯性。因此對於年紀較小或概念理解有困難的孩童，事先約定的效果可能不好。因為年紀較小的孩子，自我控制的能力本來就比較差；有概念理解困難的孩童，則可能無法將事件與約定及後果做很好的連結。若家長不了解此點，而使用此法來規範孩童的行為，若孩童沒有遵守約定，就要受到處罰，這將會對孩童造成很大的壓力。因此，對於年紀較小或概念理解有困難的孩童，宜採取及時提醒或給予回饋的方法，協助孩童有適當的行為表現，幫助其學習遵守規範及自我控制。

問題
2 「大人不要跟小孩子計較」這句話適用於何時？

答 發展中的孩童還未建立自己的行為準則，也不了解社會的規範，因此有時比較以自我為中心。大人了解這個情形，對孩童的自我中心行為就不必太介意，對孩童的要求也須適合孩童的成熟度，而不宜以一般的標準來跟孩童計較。然而，孩童需要學習社會的規範，以能融入團體之中；因此大人必須教導孩童，學習同理他人，養成良好的行為習慣，此時「大人不要跟小孩子計較」這句話就不適用了。大人需要扮演孩子的同儕，以自然的方式和孩童互動或給予適當的回饋，幫助孩童學習適當的人際互動技巧或行為規範，發展自我管理的能力，而不能任由孩童我行我素。幫助孩童建立起符合社會規範的行為準則，有助於孩童獲得安全感與自信心，並發展其自尊心與榮譽感。

問題
3
孩童的自我概念不佳，缺乏自尊心，對他人的規勸完全不理會，要如何訓練？

答 孩童的自我概念來自於他人對待他的態度與方式。如果大人對孩童的管教方式是以要求而非鼓勵為主，較少肯定與稱讚，多著重於指出孩童的錯誤，久而久之，孩童就接受了大人對自己的看法，也認為自己不好，總是出錯或就是達不到大人的要求。一旦孩童有這樣的自我概念，就可能會放棄努力，不在乎別人對自己的觀感了。因此教養孩童首重培養孩童的自尊心與自我期許，當孩童有好的表現或努力時，及時給予肯定或稱讚，例如：「嗯！很好！」或「好！繼續努力！」以提高孩童的自信心以及自我評價。孩童的自信心以及自我評價提高了，就會更有向上的動機，且會對自己有所期許，形成一個良性的循環。

> **問題 4** 孩童常常不聽從大人的管教,把大人說的話當耳邊風,要如何訓練?

答 若要讓孩童養成「聽話」的習慣,首先大人需要「謹言慎行」,只說必要的話,而且言出必行。此外,對孩童說話時要確定他專心在聽,必要時可以讓孩童暫停正在進行的活動,面對著大人聽話。如果大人講完後,發現孩童未依其說的去做,可以先叫住孩童,問他:「我剛剛說什麼?」來確認孩童是否聽完全或聽懂了,之後再讓他想想要如何做。確認孩童對於指令完全理解,也知道要怎麼做之後,再讓他去做,並觀察其表現。如果發現孩童依然不會做或做得不對,就需要帶領孩童去做,幫助他透過實際操作的經驗來連結其語言與行動。

問題 5

在三代同堂的家庭中，爺爺奶奶對孩童較寵溺，並會干涉媽媽管教孩童。當媽媽要糾正孩童不適切的行為時，爺爺奶奶常會插手制止，使得孩童變得不服管教，對大人的話愛理不理，如何處理較好？

答 爺爺奶奶寵溺孫兒其實也是基於關心，但是他們並未考慮到其作法對孩童可能造成的影響。因此可以邀請長輩一起來關心孩童在學校或團體中的適應情形，讓長輩有機會了解孩童在學校或家庭以外的行為表現及問題，一起商討可能的原因，並研議幫助孩童改變的策略與方法。透過邀請長輩參與討論孩童問題的方法，可以幫助長輩了解孩童問題的原因，進而主動配合或改變。如果實在無法讓長輩改變作法，則可考慮減少孩童和爺爺奶奶相處的時間，並且避開需要在長輩面前管教孩童的場合。如果孩童因為有爺爺奶奶在就耍賴，媽媽可以暫時離開現場，以免孩童以為在爺爺奶奶面前媽媽就不能管他。如此一來，可將長輩對管教孩童的影響降到最低。

問題 6　孩童很皮，家長和老師講他都沒有用，要怎麼辦？

答　很皮、講不聽的孩童，可能認為自己不論怎麼做都一樣，因此表現得一副不在乎的樣子，其自我概念通常也不好。

孩子會變成這樣通常與家長管教的方式有關，例如：家長隨時留意孩子的言行舉止，一有差池立即指正，若孩童個性較為粗心、好動，家長就可能變成叨唸不斷，進而讓孩童覺得自己怎麼做都無法得到大人的肯定，於是就放棄努力了。對待這樣的孩童必須先培養他的自尊心，從小地方去發掘孩童的優點或用心，並立即給予肯定，讓孩童感覺自己也可以有好的表現，而得到別人的認同。逐漸地，他就會對自己產生信心，進而會期許自己要表現得更好。這時孩童才會比較願意遵守規則，或聽家長、老師的話。

問題
7

幼兒園大班的孩童，在學校只要一被老師指正就會大叫，使得老師難以管教，要怎麼辦？

答 首先要找出孩童之所以會這樣的原因。老師可詢問家長：在家中孩童是否也會如此？父母是如何管教孩童的？當孩童這樣時，父母如何反應？通常孩童會有這樣的行為是因為它有效。比如說，當大人講他時，他不想聽就大叫，這時大人可能就會停止講他，當他發現這個方法有效之後，就都這樣反應。若確是這樣，家長就必須改變管教孩童的模式。因為只要孩童大叫，就可避免被糾正，不只沒有導正孩童的行為，更讓孩童學到了一個不好的行為。因此當下一次孩童大叫時，大人可以先暫停講他，等他安靜下來後再繼續說，直到孩童可以心平氣和的專心聽大人講話。但大人也要注意，在勸導孩童時須掌握要點、就事論事，站在幫助孩童了解其行為對他人所造成的影響之角度來跟他說，避免在生氣或憤怒的情緒下責備或質問孩童。否則孩童可能只想要逃避這個局面，而無心好好聽大人講話；大人也可能更被孩童的反應激怒，這樣就很難會有好的結局了。大人如果能夠以身作則，理性地處理問題，給孩童一個好的示範，孩童也比較有機會學習自我控制，做出理性的表現。

此外，孩童會害怕面對他人的指正或規勸，很可能也是缺乏自信的表現。因此大人可以製造一些情境和機會，讓孩童能夠有好的表現，以便給予肯定與稱讚，以提高孩童的自信，進而幫助孩童更有勇氣來面對他人的指正或規勸。

問題
8

兄弟之間經常爭吵，需要大人出面來處理，這可能是什麼原因？如何處理較好？

答 手足就像是同儕，如果家中手足之間可以和平共處，那麼孩童在學校或其他團體中也比較能夠和同儕和平相處；相反的，如果家中手足之間無法和平共處，那麼孩童在學校或其他團體中和同儕的互動也可能有困難。因此大人需要讓孩童們有學習與人相處及自己解決問題的機會，盡量不要太快介入孩童之間的紛爭。大人可以從旁觀察孩童之間的互動，如果發現孩童有不當的舉動，可以用輕鬆的方式提醒孩童注意，例如說：「咦！我好像聽到有人在罵人。」給孩童一個警惕。大人可以期許孩童們學習自己解決問題，和平相處。如需要大人出面時，最好是扮演居中協調、幫助雙方達成協議或找到解決方法的角色，避免讓任何一方期待大人會站在自己這邊，幫自己說話。

問題
9 家中兩個孩童輪流鬧脾氣，要如何處理？

答　如果經常這樣，有可能是在吸引大人的注意。如果大人平常比較忙碌，較少主動關心孩童的心理需求，例如：聽孩童講話或陪孩童做活動等，總是等孩童來撒嬌或做一些引人注意的行為時，才會去注意到孩童，就可能會助長了孩童們互相爭寵的行為。

　　要避免這種情況發生，大人須主動關心孩童的生活與感受，並且同等的對待兩個孩童，讓每一個孩童都感覺到被接納、被肯定、被關愛。同時也可鼓勵兩個孩童互相幫忙、互相陪伴、一起玩遊戲等，這樣孩童們就比較不會經常要尋求大人的注意。

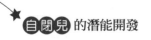

二、過動、衝動與注意力問題

　　自閉症孩童常常合併有過動、衝動或注意力不集中等問題，以致於有一些孩童被診斷為注意力缺陷過動症，並服用相關藥物。然而，自閉症孩童出現過動、衝動或注意力不集中等現象，常常是因為不了解狀況、無法參與活動、不會玩或不會主動找事做，和注意力缺陷過動症的成因可能不同，因此服用藥物的效果常常並不明顯。相對的，如果老師或家長懂得如何協助自閉症孩童了解狀況，學習表達與溝通技巧，並引導其從事有目的之活動，其過動、衝動或注意力不集中等現象就可能獲得改善。

　　大人可協助孩童學習整理、組織生活經驗，透過對話或提問，引導其去思考事件的經過，並幫助孩童了解人、事、物之間的關聯與意涵，進而提升其理解與計畫的能力，逐漸培養孩童從生活經驗中學習的能力。也可透過與孩童討論他的圖畫或日記，引導孩童完整描述所畫的事件或內容，包括情節或感受，提升其組織、思考能力。

　　當大人與孩童互動時，須留意孩童是如何反應的。孩童是否經過思考之後才做回應，或者只是隨意的反應，或是閃避、不回應，例如：當詢問孩童是否做好某事時，孩童未經思索就回答「有」，這時大人可以進一步詢問孩童做了什麼，藉此確認孩童是否真正了解「做好」一件事的意涵，同時也幫助孩童養成認真聽話及回應的習慣。

問 答 集

問題 1 孩童有過動的傾向，如何判斷他是否可能有注意力缺陷過動症呢？

答 注意力缺陷過動症是一種中樞神經系統的問題，與行為問題不同。有注意力缺陷過動症的孩童主要有注意力缺陷、過動及衝動等三種特徵。他可能自嬰兒期起就有一些症狀，包括：不易入睡，睡眠、生活作息較不規律等，且其過動的情形在 7 歲以前就已經出現，並且在至少兩個以上不同的場合或環境都會出現，對其社交、課業或工作造成明顯的損害。此外，還須排除如自閉症等精神或心理障礙。如果家長懷疑孩童有此症狀，可帶孩童至醫療院所的兒童發展評估中心或早期療育機構進行確診，以便早期發現、早期治療。

> **問題 2** 孩童的活動持久度不佳，即使在從事喜歡的事情時也會中斷，無法持續，要怎麼訓練？

答 自閉兒由於訊息連結與組織能力不佳，不易掌握一個活動的全貌或完整的概念，因此可能在活動中途即停了下來，或者注意力被環境中其他的事物吸引而終止眼前的活動。此時大人可及時提醒他活動的目標，並在他轉移注意力以前即促使他繼續下去，直到完成，以幫助他獲得完整的活動經驗與有始有終的做事概念。

孩童的活動持久度除了與生理功能有關之外，也和習慣及觀念有關，例如：患有先天性心臟病的孩童，從小就一直被提醒要小心，不能做劇烈運動，他也就習慣於這樣的生活態度。即使後來病情已經改善，他可能仍然還是會很小心地保護自己，稍微覺得有點累就認為需要休息。另外，有些孩童活動不能持久，可能是學習來的，例如：大人和孩童在玩遊戲時，如果經常中途就不想玩了，或者故意讓自己出局，孩童也可能會學大人這樣做。這樣不只是會影響到孩童的學習，也可能影響其人際關係。因為如果和同儕一起活動時，孩童的這種行為會讓別人覺得掃興，也許以後就不想再邀他一起玩。

要改善孩童這種行為，大人首先要做好榜樣，並且勉勵孩童做事或玩遊戲要有始有終，並幫助他做到；當孩童做到時立即給予肯定，讓他知道這是好的表現。這樣就能夠幫助孩童逐漸改掉半途而廢的習慣。

> **問題 3** 孩童對於有興趣的事物可以專注，但學習新事物的專注力卻不夠，是什麼原因？

答 對孩童來說，有興趣的事物多為其熟悉的事物，或是其能力所及或有自信的活動。而新事物則通常具有挑戰性，若挑戰過大，孩童就可能會退縮或逃避，而表現得不夠專心。然而，在孩童成長的過程中，需要不斷接觸新事物、發展新能力，若孩童無法專注於學習新的、有挑戰性或難度的活動，就可能會影響其發展與進步。因此大人需要從旁給予孩童支持與引導，幫助其駕馭困難，獲得成功的經驗，以培養其接受挑戰的勇氣與自信。這樣一來，孩童才不會排斥學習新事物，也才能專心面對挑戰。

問題
4

孩童的注意力較短暫，事情做一做就忘了，或很快就會轉移目標，這可能是什麼原因造成的？

答　這有幾種可能：(1)與智能或理解力有關：因為理解力不佳的孩童，其對事物的理解有限，也不會有許多聯想或想像的空間；事情對其意義有限，甚至沒有意義，當然也就沒有什麼想法、計畫或目標，因此做每件事都可能半途而廢、不能持續；(2)有注意力缺陷：有注意力缺陷的孩童除了注意力較為短暫，容易受環境中的刺激干擾以外，其訊息接收、組織與計畫的能力也可能比較不好，因此執行活動時很容易就會分心或轉移目標；(3)與習慣有關：較小的嬰幼兒之注意力原本就較短暫，且容易受到周圍的刺激和吸引而分散注意力。隨著大人的引導，幼兒的理解力與注意力都會逐漸增加，進而能夠獨自完成一件有目的的活動。然而，如果缺乏大人適當的引導，或者大人的介入是一種干擾，中斷了幼兒正在進行的活動，則可能會防礙孩童建立專注於從事一件事的習慣。

問題
5
孩童常常三心二意，一會兒做這個，一會兒又去做那個，要如何矯正？

答　孩童會出現這種情形通常是環境中的誘因太多，要矯正這樣的情形可以從兩方面下手：(1)減少環境的刺激：若希望孩童專心做一件事，就盡可能將環境中不相干的物件收起來，也不要有聲音的干擾；(2)幫助孩童釐清自己的想法，確立目標：例如當孩童在畫圖時，看到別人在玩球，跑過來也想玩，但雙手又拿著紙筆；此時大人可以問他是要玩球還是要畫圖。若要玩球，就請他把紙筆放下再來玩。大人也可以提醒孩童要畫的圖完成了沒有？建議他先完成圖畫再來玩球。透過這樣的問答方式，可以協助孩童決定自己的目標，也可以避免孩童養成做事不專心、半途而廢的習慣。

問題 **6**
孩童做事粗心，如做配對圖案的活動時，找到相同的物品，但形狀或顏色不同，他也說是一樣的，這是什麼原因？

答 當孩童出現這種表現時，不一定是「粗心」，有可能是未弄清楚要求或是理解錯誤，也可能是注意力的問題；所以需要逐步釐清原因。如果可能是孩童不了解所謂「一樣的圖案」是指所有特徵都要一模一樣，包括：形狀、顏色或大小，可以先跟孩童把規則說明清楚。如果孩童依然出錯，就需要進一步評估其理解力；如果確定孩童了解規則之後，他仍然弄錯，就需要進一步評估其注意力，有可能是孩童沒有注意細節的習慣，而非沒有能力區辨。針對此種情況，大人可以在活動中特別留意孩童的表現，並及時提醒他注意細節，如此可慢慢培養其細心的習慣。

問題 7

一名幼兒園大班的孩童，行為衝動、常常不願遵守常規，且在上課時會坐不住而到處遊走，無法參與團體活動。然而他非常喜歡畫畫，畫畫時可持續從事頗長一段時間，這可能是什麼問題呢？

答 行為衝動、常常不遵守規則，且在上課時會坐不住而到處遊走等，與注意力缺陷過動症孩童的特徵十分類似。但是有注意力缺陷過動症的孩童通常不喜歡長時間做靜態的活動，而此孩童可長時間從事畫畫的活動，因此也可能另有原因，例如：自閉症孩童可能因為不了解狀況或活動規範，或聽不懂講課內容，而出現不守常規或到處遊走的行為；有感覺統合功能障礙的孩童，則可能因為眼高手低，面對他覺得自己做不來的活動時，就可能會故意做出一些誇張或隨便的舉動來掩飾自己的弱點，或是找一些理由或藉口來逃避。須請專長兒童的職能治療師進行全面的人—活動—職能的評估，來確認其原因。

問題 **8** 孩童在團體活動時會起來遊走，如何處理較適當？

答 處理此情況要先觀察孩童起來遊走的時機點。如果孩童是在完成作品後，沒有事情做的時候起來走動，若不會干擾到其他人，其實可以不用制止。因為若孩童沒事做，而要他呆坐在位子上，是很困難做到的。與其要求孩童做他做不到的事，倒不如讓他自由行動一會兒，等要進行下一個活動時，再叫他來參與。

如果孩童是在任務尚未完成時就中途跑開，則須採取預防的策略。因為若是經常讓孩童跑開了再去把他帶回來，他可能會覺得好玩而更故意做出此種行為讓別人來帶。因此最好是有人在其旁邊留意著他的舉動，盡量避免讓孩童在活動中途跑開。當孩童要起身時，先口頭提醒，並將其注意力拉回到活動上去。如果孩童仍想起來，則可利用座位的安排，讓他不方便起身或離位，例如：將座椅盡量靠近桌子，大人坐在其側邊擋住其出口。如果來不及預防或制止不了時，則可採忽略的策略，而不要去追他，只需要制止孩童玩其他的東西，同時用好玩的活動吸引他注意。當孩童感到無聊，靠近過來時，再邀請他來玩。可能不是一次邀請就會成功，如果孩童拒絕，可多等一些時間，當孩童再次靠近或注意正在進行的活動時，再試著邀他來玩，多試幾次以後終究是會成功的。

另一方面，孩童在團體活動時起來遊走，也可能是因為不理解活動內容或參與有困難，例如：聽故事、團體討論或帶動

唱等活動，自閉症孩童可能因為不了解狀況或活動規範，或不
會做，而出現不守規矩的行為或起身遊走。若是這個原因，就
需要協助其了解故事情節或連結討論內容與實際經驗，例如：
使用圖片或示範說明，幫助孩童理解並參與討論；如是帶動唱
活動，則可帶著孩童的肢體跟著老師的示範做動作，讓其可以
參與活動。此外，還需幫助孩童從活動中得到愉快或成功的經
驗，以提高其參與活動的動機，如此即可逐漸消減其在活動中
起身遊走的行為。

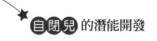

三、情緒行為問題

　　自閉症孩童由於有表達溝通障礙，人際互動困難，因此常會出現情緒行為方面的問題。如果家長或老師不了解孩童的困難，將孩童的「不能」誤以為是「不為」，而對孩童施壓，就可能會使得孩童的情緒行為問題更加嚴重。相反的，如果家長或老師接受孩童的「不能」，但不知道如何協助孩童突破理解的障礙，而提供孩童過多的協助，則可能會剝奪了孩童的學習機會，讓孩童學習到無力感，對自己的能力缺乏自信，變得膽小、退縮。

　　大人在處理孩童的問題行為時，表達的內容與態度必須要一致。因為孩童在解讀大人的意思時，除了透過語言理解外，還會從大人表達的態度去判斷，如果大人的表情與話語內容不一致，例如：笑著責備孩童，孩童有可能會誤以為大人喜歡他這個行為，因此這個行為可能反而會被增強。自閉症孩童的語言理解能力不佳，更不容易接收到正確的訊息。

　　有時大人在處理孩童的情緒行為問題時，為了控制自己的情緒，而刻意壓抑情緒，以溫柔的語調來糾正孩童的不當行為，以致於孩童未接收到正確的訊息，其行為自然也不會改變，直到大人非常生氣之後，孩童才知道要收斂。這樣有可能讓孩童學習到在大人盛怒之前，所有的行為都是可以被接受的。因此大人在處理孩童的問題行為時，應以嚴肅、堅定的態度來表達，

才可幫助孩童確實接收到正確的訊息，並且言出必行，例如：
說了不可以開抽屜，就要絕對禁止，一次都不能讓他再做，如
此才會有效。如果說了不可以，但孩童還是繼續做，這會讓孩
童學習到：大人講的話不一定是認真的，因此不一定要聽從。
如果大人當下沒有足夠的時間可以確實處理孩童的行為問題，
為了避免發生半途而廢的情形，或許先行忽略是較佳的策略。

問/答/集

問題 1 孩童看起來特別怕生、畏縮，可能是什麼原因？

答 孩童怕生或畏縮，可能是與家長的管教方式有關。如果家長是採取嚴厲的管教方式，只要孩童犯了錯，就會施予責備或處罰，而沒有幫助孩童了解為何其行為是不對的，以及檢討錯誤是如何發生的，孩童就可能會膽小怕犯錯，尤其是在陌生的環境時，容易顯得畏縮，不敢自我表現。

另外一種情形是家長對孩童的照顧太過周到，剝奪了孩童自己面對問題、解決問題的機會，也沒有機會看到自己的能力，而處處被照顧的經驗，可能會讓孩童對自己的能力缺乏自信，因而變得被動、依賴，或膽小、退縮。

問題 2
孩童十分害羞，面對師長或陌生人時總是低著頭，而無法像其他孩童一樣大方地提問或表達意見，這需要改變嗎？

答　孩童過度害羞，不敢表達意見，會影響其學習的機會。害羞的孩童通常缺乏自信，尤其對於人際互動方面，常會擔心別人對自己的看法，因而不敢表現自我。對於這樣的孩童，可先向他釋出善意，伸出友誼的手，用他喜歡的活動吸引他投入，等他進入忘我的時候，再用自然的方式與他交談、互動，讓他體驗到不同於自己平時的表現及其效果，即可能助其突破慣常的自我。

　　另外，父母平時在和孩童互動時，可多肯定孩童，讓他覺得自己很棒。不要太強調孩子不符合期待的部分，而要肯定孩子做到的部分，這樣孩童就會覺得自己很棒，就會成為一個有自信的孩子。反之，若孩子總是被指出自己哪裡沒做好，久而久之孩子也認為自己不夠好，而造成在人際互動方面缺乏自信、退縮或害羞。

問題 3

為了建立孩童的自信心，老師會故意製造一些機會讓其表現，之後再給予肯定和鼓勵，孩童就漸漸喜歡這個老師，很喜歡主動幫老師做事。但是孩童在團體活動中及與同儕互動方面依舊較退縮、膽小，為什麼？

答 自信心可分成兩個層次來看：一個是整體而言個人對自己能力的信心；信心夠的人，當面臨困難或挑戰時，較有勇氣去面對並謀求解決之道；相反的，信心不足的人，則傾向逃避退縮。另一個層次則是針對不同的事項每個人的信心也不同，例如：筆者對於講課有信心，但是要表演舞蹈則一點信心也沒有。因此要增加孩童的自信心，不只需要老師的肯定，更需要同儕們的認同與接納。當老師與孩童建立了信任關係之後，可再進一步引導孩童敢於參與同儕團體，以提升其活動的參與度和主動性。在同儕團體中得到接納與認同之後，孩童的自信心與自我肯定也將逐漸提高。當孩童有信心的事項愈來愈多，他對於自己整體能力的信心也將提高，面臨困難或挑戰時也將較有勇氣去面對。

問題 **4** 孩童害怕接觸新事物，這可能是什麼原因？要如何訓練？

答 害怕接觸新事物是自閉兒的特質之一，究其原因，可能與理解力相關，例如：一位幼兒園小班的高功能自閉兒會害怕教室擴音器傳來的廣播、耶誕樹上掛著的閃燈，以及打雷聲，不論大人如何解釋，他仍然會害怕；這是因為言語的解釋他並不能夠充分理解。

這種情形可以透過實際體驗來幫助他理解，例如：讓他去播音室講幾句話，或者讓他將耶誕樹上閃燈的插頭拔掉再插上，透過實際的操作可以幫助孩童理解大人的解釋，去除對新事物的恐懼。此外，害怕接觸新事物也與孩童的自信心有關，因此除了鼓勵孩童面對新事物外，更重要的是要協助孩童獲得成功的經驗，如此才可以提升孩童的自我能力感與自信心。孩童的自信心提高了，自然就會比較有勇氣面對挑戰新的事物。

> 問題 **5**
>
> 大人和他人在聊天時，孩童自己在旁邊拿了一本故事書來看。當大人發現後，齊聲稱讚孩童說：「哇！很棒喔！會自己拿書來看！」孩子聽到後卻急忙把書丟開，這是什麼原因？

答 孩童在聽到大人的話後，會有此反應，其原因可能有二：(1)原本孩童是很自在地在做自己的事，但是突然成為大人們的焦點，而感到有壓力或不好意思；(2)孩童對於大人所說的話可能有不同的解讀，雖然表面上大人們是肯定孩童的表現，但也反映著大人們對於孩童自己拿書來看感到很意外，似乎這不是孩童平常的表現。這提醒了孩童他原本的形象不是這樣，因此可能讓他感到不好意思，而立即變回平時大人熟悉的樣子，所以大人這樣的行為會使得孩童被定型，而沒有機會改變。因此當家長發現孩童自己主動拿書來看的時候，最好是不動聲色，等孩童看到一個段落後，大人可以過去參與。大人可以問孩童在看什麼，或和他一起看，用一種欣賞的態度和他互動，讓孩童感受到愉快的經驗，如此可以提高孩童之後看書的意願。

問題 **6** 孩童挫折忍受度低，遇到挑戰就逃避，這可能是什麼原因造成的？

答 挫折忍受度低，遇到挑戰就逃避的孩童，主要是害怕面對失敗或做不好。而孩童會這樣，通常與其過去的經驗有關，例如：大人較嚴厲，不能忍受做錯或做不好。每當孩童做不好就可能遭受責備，以致於孩童缺乏自信，遇到挑戰容易退縮，不敢嘗試。要改變孩童這種行為，大人必須調整觀念，看重孩童的嘗試與努力，而不要太在意每一次嘗試的結果。因為只要孩童願意嘗試，就有機會學習與進步，而在學習的過程中難免會有做不好的時候，所謂「失敗為成功之母」就是這個道理！

問題 **7** 對於遇到挫折就會以搗亂或是不參與活動來反應的孩童，如何處理較好？

答 遇到挫折就會搗亂或是不參與活動的孩童，通常是無法面對挫折或失敗，或挫折忍受度較低的孩童。因此要幫助孩童改掉這種行為，首先須克服孩童對挫折的恐懼。大人可以在活動中用引導或提示的方式來協助孩子解決困難，避免其因挫折而失去參與活動的動機，同時也能培養孩童解決問題的能力與習慣，而不再需要以不當的行為來反應。當孩童出現搗亂或是不參與活動的行為時，可以用尊重的態度詢問孩童是否要繼續玩，若是不想玩也沒有關係，可以在一旁休息，看別人玩。如此可以給孩童一個檢視及調整自己行為的機會。當一局結束之後，可詢問孩童是否要加入，讓他有機會再加入團體。這樣的處理方式可幫助孩童學習自我控制，當孩童尚未準備好時，給他一些時間與空間自我調整，這樣並不會干擾他人。

問題 **8** 孩童遇到困難或不會做的事情便容易退縮，要如何訓練？

答 孩童遇到困難或不會做的事情時容易退縮，表示其缺乏面對挑戰的勇氣，也可能害怕失敗或對自己缺乏信心。要改變孩童這個習慣，首先要讓他不怕失敗，願意嘗試。當孩童遇到困難或不會做的事情便想逃避或退縮時，大人可以用同理的態度對他說：「這有點難，我想想看可以怎麼做。」以減輕孩童的壓力，同時思考如何藉由提示或調整活動，降低挑戰的難度，讓孩童願意嘗試。只要孩童願意嘗試，就有機會協助他獲得成功的經驗，這樣就可以逐漸提高其學習的動機，並改掉遇事逃避的習慣。

問題 9 孩童習慣用哭鬧的方式來表達需求，是什麼原因？要如何訓練？

答 如果大人對孩童的需求不夠敏感，當孩童有所表示時，大人也不以為意，直到孩童用哭鬧的方式來表達時，才能引起大人的注意或回應；久而久之，孩童就學到要以哭鬧的方式來表達需求，才能引起大人的注意。

另一種可能是，當孩童的要求被拒絕時，只要他繼續哭鬧，大人就會答應或滿足他，因此就增強了孩童的這種行為。所以若要改掉孩童用哭鬧的方式來表達需求的習慣，首先大人需要主動留意孩童的需求，並及時予以回應或滿足，讓孩童對所處的世界產生信任感與安全感，這樣他就不需要用哭鬧的方式來表達。

此外，當孩童用哭鬧的方式來表達需求時，大人即使知道也可以假裝不懂，以冷靜的態度問他怎麼了，等待他回答。若孩童不說或繼續哭鬧，就等他稍微緩和時再問他要做什麼。如果孩童不會說，大人可以給予提示，直到他有所表示或停止哭鬧時才滿足他。如此可以教會孩童用說的而非哭鬧來表達需求。

問題 **10** 當事情不順利時，孩童會發脾氣，並有撞牆或摳抓自己等自傷行為，大人如何處理較好？

答 自閉症孩童的想法較執著、缺乏彈性，不容易調整或改變。當事情不順其意時，常常會無法接受而心煩意亂，且不知如何表達情緒，就可能出現發怒、哭鬧或自傷等行為。這時大人可以帶領孩童從事其他孩童可能感興趣的活動，或許就可以幫助孩童終止發怒或哭鬧的行為。避免重複和孩童說道理或嘗試以高壓的手段來制止孩童的哭鬧行為，因這些作法有可能促使孩童出現更激烈的行為表現。大人也要避免在看到孩童出現自傷行為後，就放棄原則，完全依照孩童的意思去做，或哄慰孩童。因為這樣可能會增強孩童出現自傷行為的機率。

此外，大人可積極拓展孩童「玩」的能力，培養其多元的興趣或嗜好，讓孩童從參與有目的之活動中獲得肯定與成就感，其自我調適能力也會跟著提升。

> 問題
> **11**
>
> 孩童以前遇到不如意的事情就會生氣或哭，然後拒絕繼續參與活動，但最近遇到不開心的事，會說：「我就知道……」「好吧！原諒你……」之後繼續參與活動。這個變化是好？是壞？

答 孩童遇到不如意的事情就生氣或哭，這是一種情緒的表達，但是缺乏解決問題的能力。而近來孩童遇到不開心的事已不會出現負面情緒，並可以自我解嘲，雖然這些話並不是非常適當，但是顯示孩童已經比較可以承受挫折了，所以是一種進步，表示他現在可以藉由自我安慰，進而自我調適。更重要的是，孩童現在不會因為不如意或受挫就拒絕參與活動，顯示孩童參與活動的動機提升了，其挫折忍受度也跟著提升了。

問題 **12** 孩童會因為事情做不好而發脾氣，如何訓練較好？

答　孩童如果會因為事情做不好而發脾氣，表示他的自我期許較高，但是可能眼高手低，例如：自閉兒由於其不同面向的認知能力落差較大，就可能因為自己無法做得和他人一樣好而生氣。此時，大人一方面可以針對其困難給予必要的提示或協助，幫助他理解狀況，進而改善其表現；另一方面也需要給予孩子情感上的支持，例如對他說：「我知道你想做得更好，但沒有關係，只要有努力做，就會愈來愈好。」

問題 13 孩童想玩別人的玩具就直接伸手去拿，要如何教他？

答 一般幼兒比較會以自我為中心，沒有所有權的觀念，也不會注意他人的需求或感受。因此大人在和孩童互動時，就需要教他一般的互動禮儀，例如：當他伸手要拿大人手上的東西時，就可以問他說：「你要做什麼？」等其表示之後才給他。以這種自然的互動方式和孩童互動，可以幫助孩童學習一般人際互動的技巧。雖然自閉症孩童因為概念理解不佳，語言發展可能比較慢，且不注意他人的感受與需求，但是他們依然是可以學習的，而且愈早教育愈好，以免養成我行我素的習慣之後，再要改就更困難了。

此外，對於已有語言能力的孩童，當他未徵求他人同意就直接伸手去拿別人的玩具時，大人若在場，可立即制止他，並要他先徵求別人的同意之後再拿。像這樣多練習幾次以後，孩童就可能學會了。

問題
14

孩童會試圖掩飾自己的缺點，當別人指出他的錯誤時，可能會情緒激動或大發雷霆，這可能是什麼原因造成的？

答 失敗為成功之母，嘗試—錯誤是學習必經的過程，然而有些父母或大人卻無法容忍孩童犯錯，以致於讓孩童覺得犯錯是不應該的，因此非常害怕犯錯。這樣的孩童通常挫折忍受度較低，無法面對自己的缺點或失敗，會試圖掩飾自己的缺點，也因此較缺乏面對挑戰的勇氣。而當他人指責其犯錯時，他因為擔心犯錯的後果（如大人的責罰）而可能無法面對或接受，故而可能情緒反應較大。

要改變孩童無法面對自己缺失之情形，除了要讓孩童知道犯錯並不可怕，人人都會犯錯以外，大人還可以以身作則，坦然承認自己的疏失，做孩童的榜樣。當孩童做錯或疏漏時，以提醒的方式取代責備，孩童會更容易接受且願意改變。

> **問題 15** 孩童常會故意做一些大人不喜歡的事或引人注意的行為，這可能是什麼原因？要如何訓練？

答 如果當孩童安靜的待著或沒有惹事時，大人總是很放心地做自己的事情，不注意孩童；只有當孩童做了一些大人不喜歡的事或不好的行為時，大人才會注意到孩童。這樣就可能容易讓孩童養成故意做一些大人不喜歡的事來引起大人注意的習慣。

對於此種行為的處理，可一方面忽略孩童故意引人注意的行為，另一方面則主動關心孩童、表達愛意，例如：陪孩童聊聊天或玩遊戲等，滿足孩童對大人關愛的需求。如此一來，孩童這些引人注意的行為就可能漸漸消失。

> 問題
> **16** 有時要求孩童做事時，孩童會有故意搗蛋或跑開的情形，要如何處理？

答 孩童會有故意搗蛋或跑開的情形，可能是想藉此引起大人的關注，也表示孩童尚未養成聽話或與人配合的習慣，反而是習慣和人唱反調。要改掉孩童這種習慣，可以嘗試忽略其故意搗蛋或跑開的行為，且再跟孩童說一次，並等待其回應。若孩童持續搗蛋或仍有跑開的行為，大人可以暫時不理他而繼續做自己的事，等孩童靠近時，再跟他說一次，並可嘗試帶著孩童去做。如果孩童不肯或反抗，不必勉強他，可以依舊採取忽略的策略，以免增強孩童這種行為。當孩童發現其行為引不起效果時，他就會放棄那樣做了。

問題 **17**

孩童經常做一些調皮搗蛋的事,且大人口頭規勸無效,都是要等到大人實在受不了,開始發脾氣、對孩童兇時,孩童才會收斂,這可能是什麼原因?要如何訓練?

答 孩童是由實際經驗來學習語言概念的,如果大人言行不一,孩童將不易學會聽話,例如:當孩童做一些調皮搗蛋的事,大人口頭規勸無效,可能就算了,這樣孩童就會以為大人說的話不一定要聽。另一種情形是大人制止孩童時面帶微笑,這樣可能會讓孩童誤以為大人喜歡他這樣,反而增強了孩童這種行為。因此當大人要制止孩童的不當行為時,必須釋放出明確的訊息,並且言出必行、確實做到,這樣孩童才能夠學會聽話。當口頭規勸無效時,就須立即採取進一步作法來制止孩童的行為,而不能讓其繼續。如此才能夠讓孩童了解:大人說「不行」時就是真的不行。

另外,大人也必須信守自己的承諾。假設大人告訴孩童功課做完後就可以做他想做的事,那麼當孩童做完功課後就應讓他做想做的事,而不能又要求孩童再多做一些事,否則就無法期待孩童會重視大人說的話。因為孩童從經驗中學到的是:大人雖然這樣說,但卻不一定這樣做;或者大人說一套做一套、不守信用;孩童學到的是大人說話不算話,因此不用太理會大人說的話。

問題
18
孩童十分不馴，並且有許多故意挑釁的行為，大人若要嚴格執行管教，幾乎整天都在和孩童生氣，如何處理較好？

答 針對孩童的不當行為，如不聽指令或是故意挑釁的行為，一般的處理原則固然是立即制止或糾正，以免孩童心存僥倖或去試探大人的底線。但是如果孩童這種行為出現得太頻繁，或者總是以這種行為為樂，大人如要依照前述的原則去做，就可能和孩童一直處於緊張、對立的狀態，而孩童也可能沒有機會學習到好的行為模式。因此在這種情況下，大人最好先決定需要優先處理的目標行為，首先只針對這幾個目標行為做處理，而對於其他的行為則暫時採取忽略的策略，例如：孩童若有打人、罵人的行為，因會傷害到他人，需要優先處理；至於個人的東西或房間沒有整理好或衛生習慣不佳等，或許就可以暫緩處理。這樣一次只處理幾個目標行為，可以避免讓孩童感覺動輒得咎，而缺乏改進的動機，因此比較容易成功，也可以避免因達不到目標，而減損了大人說話的威信。等這些目標行為改善了之後，就可以再增加一些目標行為。大人會發現，隨著孩童行為逐漸改善，孩童也會變得愈來愈願意聽話。

問題
19

孩童的自我控制不佳，在團體遊戲或活動中，不耐煩等待。輪到別人玩時，他會去做其他的事情、製造噪音或一直催促別人，對別人造成干擾，因此同學們不太喜歡跟他玩。而他面對同學的排斥時，又更要去騷擾別人，以致於經常和同學爆發衝突，要如何解決？

答 孩童會有這樣的行為可能是缺乏耐性或持久度，通常是從小養成的習慣，不容易一下子改過來。若只是跟孩童說道理，通常效果並不好，因為即使他知道這樣不對，可能也無法自我控制。因此需要幫助孩童學習新的行為模式，例如：當孩童在活動中干擾別人時，可立即問他還要不要玩，若還要玩，就要專心投入或看別人玩，而不能去做別的事情；若孩童表示不想玩，則可讓他在旁邊休息，等這個活動結束之後再邀他參加新的活動。如果孩童再次出現干擾行為，可再次問他要不要玩；若要玩就請其遵守規範，不玩可以退出在旁邊觀看。這樣做的意義是幫助孩童學習自我控制，避免孩童繼續做一些不當的行為。

問題
20
一名診斷有亞斯伯格症的小學二年級孩童，有時會受到同儕的排擠而心裡不舒服，但有時他自己也會去欺負弱小的同學。雖然老師、父母一再的告誡他，但同樣的事情還是一再的發生，要如何處理？

答 一般社交敏感度較弱的孩童，在團體中容易被孤立。孩童雖會感到不舒服或受委屈，但因其理解與表達能力不佳，常常只有啞巴吃黃蓮，有苦說不出。另一方面，他也可能以為這樣很酷，因此有樣學樣，尋求比自己弱小的同學為對象。當老師或家長發現有此類情況時，最好是多留意孩童們在團體活動中的互動狀況，以便及時制止一些排擠或欺負他人的情事，營造一個和平相處的環境，制止任何不公不義的行為發生，盡量做到不要讓任何一個孩子感到受委屈。老師或家長若看到排擠他人的行為就要立即制止，且明確地告訴小朋友們這個行為是不對的。久而久之，孩童們就比較不會再把心思用在這種事情上，也將更能夠專心在學習活動上。

問題 21 孩童做事態度急促，尤其當發現做得不好時，會變得更慌張，這可能是什麼原因？要如何訓練？

答 當孩童在做事時，若大人在一旁盯著，一發現孩童做得不對就立即介入或糾正，此可能會影響孩童的做事情緒，而變得焦慮、緊張，擔心自己做錯，也擔心大人介入。若長期如此，孩童就可能會變得做事急躁，尤其是在感覺自己可能做不好時，就會更緊張，而無法冷靜的思考、計畫。

對於這樣的孩童，大人需要有耐心的觀察，並給孩童嘗試—錯誤（try and error）的機會；當孩童變得急躁時，提醒他不要急，慢慢來。如果孩童有困難，大人可以給他少許提示，例如告訴他：「先想想要怎麼做。」給他時間思考或嘗試，並告訴他做錯了也沒有關係，再做一次就是了。如果孩童一直抓不到要領，大人可以建議他：「要不要先……」讓孩童拋開成敗的顧慮，專心投入在活動中，這樣才能享受做事的樂趣。

問題 **22** 媽媽平常唸故事書給孩童聽時，孩童總是把書翻得很急、很慌張，這可能是什麼原因？要如何訓練？

答 孩童可能是聽不懂，因而急著想趕快結束這個活動。此時媽媽可以指著書上的圖片，用孩童聽得懂的話來說，以引起孩童的興趣，而不要一板一眼的照著書上的文字唸。配合孩童可以接受的速度，順利地將書看完。只要孩童多少有聽到或看到一些有趣的內容，就可以提高孩童下次看書的意願，而且讓孩童感覺自己有好好完成這件事，有助於養成孩童有始有終的做事習慣。等孩童開始對故事的內容產生好奇和興趣之後，他就不會急著把書翻完了。

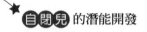
問題
23

當 1、2 歲的幼兒沒來由的出現煩躁、抗拒的行為時，要如何處理？

答　幼兒出現煩躁、抗拒的行為時，若不是肚子餓或尿布髒了，就有可能是疲倦想睡了。有些孩童疲倦時無法自己安定下來，因而表現得煩躁不安。此時如果大人以為孩子感到無聊而努力地逗弄他，孩童就可能更加煩躁。這時大人需要幫助孩童安靜下來。大人可以抱著幼兒輕拍或規律地輕輕搖晃，或輕聲和他說話、哼歌，如此可以幫助幼兒逐漸平靜下來，而進入夢鄉。

問題
24　家中孩童互相模仿問題行為，怎麼辦？

答　孩童互相模仿是自然的現象，也是孩童學習的方式之一，但是當孩童模仿不良行為時，則不是大人所樂見。通常孩童模仿的對象或行為是他覺得好的，例如：他看到別的孩童做了違規的事而沒有被抓到，可能覺得很酷；而自己守規矩卻反而被嘲笑是膽小鬼，因此就可能會想要學習別人的酷行為，而不管那個行為是否違規。要防範這種情形發生，大人對孩童的行為需要明察秋毫，賞罰分明。對孩童好的行為應給予肯定或獎勵，不好的行為也須給予明確的回饋，讓孩童清楚知道那是不被認可或無效的。如此一來，孩童就不會去模仿不好的行為了。

問題 25 孩童的堅持度很高，很多事不依他的意思做就不行，這是什麼原因？要如何訓練？

答 雖然堅持度高是自閉症孩童的特質之一，但並不表示他不能夠改變。自閉症孩童是可以學習的，訓練孩童接受改變或是不如己意的事情，最好是從日常生活中的小事開始，例如：剛學會走路的孩童把大人的手機拿去玩，當大人要向他拿回來時，他可能不肯。此時大人須堅持執行，並將孩童的注意力轉移到其他事物上去，孩童可能一會兒就忘了這件事。又例如：有些孩童會堅持要自己開關門或開關電燈，如果別人先做了，他就不接受，一定要關起來讓他再做一次才行。此時大人不必和孩童爭執，可以直接去做下一件事，並邀請孩童一起來，例如說：「媽媽要來煮飯了，你要不要來幫忙揀菜？」而孩童可以自己決定要如何。只要大人不對孩童堅持的行為有任何反應，此行為就會逐漸被削弱。

問題
26

孩童有時候會有一些很堅持的行為，例如：晚上睡覺前卻很堅持要出門買某一樣東西，但其實他並非真的需要那個東西，這可能是什麼原因？要如何處理？

答 有可能是孩童的情緒未獲得滿足，因此找一件事情來發洩其情緒。發生這種情形時，大人可以回想一下孩童當天的經歷。從早到晚孩童都做了些什麼事？有哪些愉快的經驗或不愉快的經驗？有沒有自由活動的時間？還是都是做大人安排的事？如果孩童整天的活動都是由別人安排，而且缺少愉快或被肯定的經驗，或者負面的經驗多於正面的經驗，那麼他就有可能是想藉由提出要求來表達未獲得滿足的情緒。此時大人可以用同理心和孩童談談他的心情，表達對孩童的了解與關愛，抱抱他或給他一些安慰，應有助於緩和其情緒。當然也可以如其所願，帶他出門一趟。

問題
27 孩童看到喜歡的玩具就想要買，若不買給他，就會在店裡面哭鬧很久，如何處理較好？

答 孩童看到喜歡的玩具就想要，這是人之常情，但是也必須學習自我控制，不能把所有喜歡的玩具都買回家。因此大人可以和孩童約定多久買一次玩具，或是什麼日子才可以買玩具，並且依約定執行，如此可以訓練孩童忍耐與計畫。如果孩童曾經有過經驗，只要他堅持得夠久，最後大人就會答應他的要求，那麼他就有可能會重複這樣的行為。要改變孩童的這種行為，大人可以一方面態度堅定的告訴孩童不行，另一方面繼續行程，不要遲疑，也不需一再的講道理。即使孩童哭鬧，也要態度堅定的帶著他繼續下一個活動。如此可以幫助孩童盡快認清事實，並轉移注意力到別的事情上去，而不會一直期望大人會回心轉意。

問題
28

智商較高的孩童常會較固執，這與自閉症孩童的固執有何不同？

答　通常智商較高的孩童對自我表現的要求會比較高，做事比較仔細或注意細節。如果他人不了解，未尊重孩童的要求或期望，而隨便敷衍略過，孩童就可能會感到挫折或有所堅持。自閉症孩童的智商常常在不同的面向上有很大的落差，所以也有可能對自己的表現期待較高。而另一方面自閉症孩童也可能由於情境理解能力不佳，未了解當前的情況，因而會固著於自己認定的想法與作法。雖然原因不同，但兩者的表現確實有些相似。大人需要仔細觀察，了解其原因，並給予孩童適當的尊重或協助，就會發現孩童並不如大人想像的那麼固執。

問題
29 孩童在上課時喜歡破壞、拆解文具，要如何訓練？

答 孩童在課堂上不專心聽講，有幾個可能的原因：(1)上課內容聽不懂，因此覺得無聊而自己找事做；(2)上課內容太簡單，覺得無聊，因而自己找事做；(3)沒有心情上課。針對前兩種可能，需要從課程內容上著手，對於孩童聽不懂的課，可以安排補救教學，幫助孩童跟上課程進度；而對於能力超前的孩童，則可以考慮容許孩童自行看相關的書籍，只要不會干擾到其他同學即可。至於第三種沒有心情上課的孩童，則可能是心理需求未得到滿足，需要進一步從孩童的生活經驗中去了解可能的原因，例如：是否父母給孩童過大的壓力，或是孩童缺乏關愛、沒有朋友等。確認原因之後，即可以針對原因來處理。

問題 **30** 孩童常說自己最棒、第一名或 100 分，別人都不好、都 0 分，這可能是什麼原因？

答 每一個孩童都希望自己表現好，得到別人的肯定或稱讚。如果大人看重的是孩童是否第一名，而且總是對孩童說：「你最棒了！」或「有沒有考 100 分或第一名？」那麼孩童就可能會以為自己必須是最棒的、考 100 分或者第一名，才符合大人的期待，因此就可能學會這樣說自己，而不管現實情況如何。然而，最棒的或是第一名只會有一個，當孩童看清了這個事實以後就可能開始焦慮，擔心自己達不到這個標準。其實每一個孩童都可以表現好，表現好不需要是最棒的、第一名或者考 100 分。大人應看重孩童有沒有努力，而非是否考第一，讓每一個孩童都有機會表現好，才能夠激發出每一個孩童的潛能。

> **問題 31**
>
> 孩童喜歡抱怨，不論是玩遊戲或是做美勞活動，總是抱怨連連，例如：輸一個棋子就說：「可惡！」或「真倒楣！」這種行為需要制止嗎？

答 這種抱怨的行為雖然不是直接攻擊他人，但是會影響他人情緒，也會影響孩童本身的工作情緒及學習效果，因此最好能夠幫助孩童改掉這個習慣。孩童愛抱怨的習慣通常是學習而來，如果其周邊有人有此習慣，孩童就可能會模仿。此外，當孩童出現此種行為時，若大人未適當回應或甚至給予安慰，則可能會增強孩童的此種行為。因此除了留意家中是否有人有抱怨的習慣並盡量排除以外，當孩童抱怨時須給予適當的回應，例如當孩童說：「可惡」時，大人可回應他：「你說誰啊？」如果在玩牌時孩童說：「真倒楣！」大人可回應他：「我的牌也不好。」這樣可以將孩童的注意力拉回到活動上，同時也讓孩子清楚知道抱怨得不到任何好處，孩童抱怨的習慣就會逐漸減少，更專心投入於活動中。

問題
32
智力或理解力較差的孩子，若常出現抱人的舉動，且
對象不分生疏，要如何處理？

答　孩童小的時候，這樣的舉動可能會博得他人的喜愛，因此
會增強了孩童這個舉動；但是當孩童年紀較長以後，這個舉動
就可能會讓他人覺得不適當。為避免這樣的問題產生，最好是
在早期就訓練孩童學會辨別場合與對象，例如：有些舉動在家
裡可以做，在外面則不宜；有些舉動對父母可以，對其他人則
不宜等。要戒除已經養成的習慣，可請周圍的人配合，當孩童
出現不適宜的舉動時，立即閃避或制止，並詢問孩童要做什麼，
提醒他用說的方式來表達，就可逐漸削弱他這種行為。

問題
33
孩童一個人在房間時，會趴在床上摩擦下體，要如何處理？

答 大人首先須知道，孩童之所以這樣做是因為可以從這個行為獲得愉快的經驗，所以不需要太驚慌。會沉迷於這種行為的孩童，通常是活動參與度低、缺乏興趣或嗜好、不會自己找事情做的孩童。當他無所事事時，就可能經由這個行為來獲得愉快的經驗。因此，要戒除孩童這種行為，就需要提升孩童玩的技巧與能力，培養一些興趣或嗜好。當孩童有喜歡的事情做時，這種行為自然就會減少或消失。

此外，當大人發現孩童在摩擦下體時，不必驚慌或生氣，而可以邀他一起來做他喜歡的活動。在活動進行的過程中，盡可能讓孩童得到成功或愉快的經驗，以提高其興趣。大人也可以透過示範或引導的方式，擴展孩童玩的技巧，讓孩童體會到駕馭挑戰的樂趣，進而培養出一些興趣或嗜好。

問題
34 孩童在家中會背著大人玩火，很危險，要怎麼辦？

答 孩童在家裡玩火的原因可能是出於好奇，也可能是因為無聊，沒有其他感興趣的事好做。如果孩童趁大人不注意時玩火，大人發現之後最好能保持冷靜，盡量以緩和、理性的態度去了解事情，並與孩童討論火的危險性以及如何注意安全，以免孩童因為害怕被大人發現會遭受責罰，而忽略了注意安全，例如：把點燃的紙扔進垃圾桶裡企圖湮滅證據。

要防止孩童偷偷玩火，最根本的辦法是培養孩童的興趣或嗜好。如果孩童有正當的興趣或嗜好，就比較不會背著大人做危險的事。幼小的孩童尚無法一個人獨自長時間從事一項活動，因此需要大人引導孩童玩。如果大人沒辦法一直陪著孩童，可以先帶領孩童開始從事一項活動，例如：拼圖或疊積木，並設定一個目標或玩法。一段時間之後，大人就可以離開去做自己的事。每隔 5～10 分鐘須再去探視孩童一下，並視情況給予其肯定，或提示他更多不同的玩法，以延長孩童持續從事活動的時間，培養孩童的興趣或嗜好。

問題 35 孩童的話很多，喜歡發問，除非是做他喜歡的事情，否則很少能保持安靜，要如何處理才好？

答 孩童話多、喜歡發問，並不是壞事。如果孩童是有感而發，想要表達自己的想法，大人應即時給予回應，幫助孩童發展邏輯思考與表達能力。如果孩童主動發問，大人可以藉此機會教他一些事情。如果大人也不知道，可以坦白地告訴他：「我也不知道耶！我們可以來查字典（或上網查詢）。」教導孩童解決問題的方法，以及面對問題的態度。

如果孩童只顧著發問，而並不專心聽大人的回應；重複問同樣的問題；或者說一些與當下情境無關的事情，大人則可以採取忽略的策略或訂定規範，例如：若有不當發言，即為犯規一次，並預先約定好犯規的罰則，以削弱孩童此種為問而問的行為。此外，大人也可以主動引導孩童從事一項有目標的活動，讓孩童有事情做，才可以積極有效地改變孩童話多、喜歡發問的習慣。

問題
36

幼兒園的孩子在家及學校會偷拿別人的東西據為己有，雖然都是些小東西，例如：鉛筆、橡皮擦或糖果等，家境也不是不好，其原因為何？

答 孩童的這個行為可能並不是因為真的需要那些東西，而可能的原因有二：(1)孩童尚沒有「偷」的概念，可能是偶然拿了一次別人的東西，但其後續的效果讓他覺得好玩，因而重複這個舉動；(2)孩童心中有匱乏感或不安全感，想藉由此種行為來獲得滿足。處理這個問題時，須先了解孩童生長的經驗，如大人對待孩童的方式，例如：大人可能只注意孩童的生理需求之滿足，而未注意孩童的心理需求，例如：大人基於健康的考量，從小就限制孩童的飲食，不准孩童吃零食或垃圾食物，生活上其他事情也都有所規範或要求，例如：要他做弟妹的榜樣或要讓著弟妹。孩童雖然聽話、守規矩，但是很少得到大人的肯定或稱讚，其心裡對愛與安全感的需求未獲得滿足，這就可能驅使孩童透過某些方式來滿足。因此大人必須了解並調整其對待孩童的方式，滿足孩童的心理需求。而對於孩童偷拿別人東西的行為，則只需要讓他還給別人並向別人道歉即可，幫助孩童逐漸改掉這個習慣。

問題 37

老師發現孩童在學校會偷同學的糖果帶回家，而媽媽說孩童帶回家的糖果未必會吃，這可能是什麼原因？要如何訓練？

答 和上一個問題類似，孩童拿同學的糖果並非因為想吃，而只是想據為己有。處理這個問題也是要先確定原因，如果沒有特定對象，其原因有幾種可能：(1)平時家長對於糖果等零食限制較嚴，不是孩童想吃就能得到，因此孩童看到同學的糖果，就會忍不住偷拿；(2)孩童在班上較孤立，未融入團體，感覺被同學排斥或嫉妒同學，而以偷同學糖果的方式來發洩情緒。如果是針對特定對象，則需要深入了解孩童的想法。除了讓孩童知道這種行為是不對的，並要他將糖果還給同學及道歉以外，針對第一種原因，家長可以改變對於糖果等零食的管制方式，例如：和孩童約定，並讓孩童學習自我管理。針對第二種原因，則老師可從營造班級中友善的氛圍做起，並協助孩童與同學建立關係，融入團體活動。

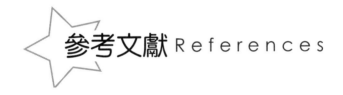

參考文獻 References

中文部分

內政部統計通報（2012）。100 年身心障礙者福利統計。取自 http://sowf.moi.gov.tw/stat/week/list.htm

教育部特殊教育通報網（2012）。100 學年度一般學校各縣市特教類別學生數統計。取自 http://www.set.edu.tw/sta2/frame_print.asp?filename=stuA_city_All_spckind_ABCE/stuA_city_All_spckind_ABCE_20120320.asp

羅鈞令、謝雅琳（2009）。自閉症幼兒的日常職能活動之參與及表現。職能治療學會雜誌，27（1），10-22。

英文部分

Aldridge, M., Stone, K., Sweeney, M., & Bower, T. (2000). Preverbal children with autism understand the intentions of others. *Developmental Science, 3*, 294-301.

Alexander, G. E., & Crutcher, M. D. (1990). Neural representations of the target (goal) of visually guided arm movements in three motor areas of the monkey. *Journal of Neurophysiology, 64,* 164-178.

American Psychiatric Association (2000). *Diagnostic and statistical manual of mental disorders* (4th, text revision ed.) (DSM-IV-TR). Washington, DC: Author.

Ames, L. B., Learner, J., Metraux, R., & Walker, R. (1953). Development of perception in the young child as observed in response to the Rorschach Test Blots. *Journal of Genetic Psychology, 82*, 183-204.

Avikainen, S., Wohlschlager, A., Liuhanen, S., Hanninen, R., & Hari, R. (2003). Impaired mirror-image imitation in Asperger and high-functioning autistic subjects. *Current Biology, 13*, 339-341.

Badcock, J. C., Whitworth, F. A., Badcock, D. R., & Lovegrove, W. J. (1990). Low-frequency filtering and the processing of local-global stimuli. *Perception, 19*, 617-629.

Baron-Cohen, S. (1995). Developing mindreading: The four steps. In S. Baron-Cohen (Ed.), *Mindblindness: An essay on autism and theory of mind* (pp. 31-58). Cambridge, MA: The MIT Press.

Baron-Cohen, S. (2002). The extreme male brain theory of autism. *Trends in Cognitive Sciences, 6*(6), 248-254.

Baron-Cohen, S., Leslie, A. M., & Frith, U. (1985). Does the autistic child have a "theory of mind"? *Cognition, 21*(1), 37-46.

Bartak, L., Rutter, M., & Cox, A. (1975). A comparative study of infantile autism and specific developmental receptive language disorder: 1. The Children. *British Journal of Psychiatry, 126*, 127-145.

Belmonte, M. K., Allen, G., Beckel-Mitchener, A., Boulanger, L. M., Carper, R. A., & Webb, S. J. (2004). Autism and abnormal development of brain connectivity. *The Journal of Neuroscience, 24*(42), 9228-9231.

Bernad-Ripoll, S. (2007). Central coherence. In B. S. Myles, T. C. Swanson, J. Holverstott & M. M. Duncan (Eds.), *Autism spectrum disorders: A handbook for parents and professionals* (Vol. 1, pp. 68-69). Westport,

CT: Praeger.

Bernier, R., Dawson, G., Webb, S., & Murias, M. (2007). EEG mu rhythm and imitation impairments in individuals with autism spectrum disorder. *Brain and Cognition, 64,* 228-237.

Brugha, T. S., McManus, S., Bankart, J., Scott, F., Purdon, S., Smith, J. et. al. (2011). Epidemiology of autism spectrum disorders in adults in the community in England. *Archives of General Psychiatry, 68*(5), 459-465.

Bruinsma, Y., Koegel, R. L., & Koegel, L. K. (2004). Joint attention and children with autism: A review of the literature. *Mental Retardation and Developmental Disabilities, 10,* 169-175.

Butterworth, G. (1991). The ontogeny and phylogeny of joint visual attention. In A. Whiten (Ed.), *Natural theories of mind: evolution, development and simulation of everyday mindreading* (pp. 223-232). Oxford: Basil Blackwell.

Calvo-Merino, B., Glaser, D. E., Grèzes, J., Passingham, R. E., & Haggard, P. (2005). Action observation and acquired motor skills: An fMRI study with expert dancers. *Cerebral Cortex, 8,* 1243-1249.

Carr, L., Iacoboni, M., Dubeau, M. C., Mazziotta, J. C., & Lenzi, G. L. (2003). Neural mechanisms of empathy in humans: A relay from neural systems for imitation to limbic areas. *Proceedings of the National Academy of Sciences of the United States of America, 100,* 5497-5502.

Carraher, T. N., Carraher, D. W., & Schliemann, A. D. (1985). Mathematics in the street and schools. *British Journal of Developmental Psychology, 3,* 21-29.

Cattaneo, L., Fabbri-Destro, M., Boria, S., Pieraccini, C., Monti, A., Cossu, G., & Rizzolatti, G. (2007). Impairment of actions chains in autism and its possible role in intention understanding. *Proceedings of the National Academy of Sciences of the United States of America, 104*, 17825-17830.

Centers for Disease Control and Prevention (CDC) (2009). Prevalence of autism spectrum disorders: Autism and developmental disabilities monitoring network, United States, 2006. *Morbidity and Mortality Weekly Report (MMWR), 58*(10), 1-20.

Centers for Disease Control and Prevention (CDC) (2012). Prevalence of autism spectrum disorders: Autism and developmental disabilities monitoring network, United States, 2008. *Morbidity and Mortality Weekly Report (MMWR), 61*(3), 1-19.

Charman, T., Swettenham, J., Baron-Cohen, S., Cox, A., Baird, G., & Drew, A. (1997). Infants with autism: An investigation of empathy, pretend play, joint attention, and imitation. *Developmental Psychology, 33*, 781-789.

Charman, T., Swettenham, J., Baron-Cohen, S., Cox, A., Baird, G., & Drew, A. (1998). An experimental investigation of social-cognitive abilities in infants with autism: Clinical implications. *Infant Mental Health Journal, 19*, 260-275.

Crutcher, M. D., & Alexander, G. E. (1990). Movement related neuronal activity selectively coding either direction or muscle pattern in three motor areas of the monkey. *Journal of Neurophysiology, 64*, 151-163.

Dapretto, M., Davies, M. S., Pfeifer, J. H., Scott, A. A., Sigman, M., Bookheimer, S. Y., & Iacoboni, M. (2006). Understanding emotions in others: Mirror neuron dysfunction in children with autism spectrum disorders. *Nature neuroscience, 9*, 28-30.

Dawson, G., Meltzoff, A., Osterling, J., & Rinaldi, J. (1998). Neuropsychological correlates of early symptoms of autism. *Child Development, 69*, 1276-1285.

Decety, J. (2002). Neurophysiological evidence for simulation of action. In J. Dokic & J. Proust (Eds.), *Simulation and knowledge of action* (pp. 53-72). Amsterdam, The Netherland: John Benjamins Publishing Company.

Decety, J. (2005). Perspective taking as the royal avenue to empathy. In B. F. Malle & S. D. Hodges (Eds.), *Other minds: How humans bridge the divide between self and other* (pp. 135-149). New York, NY: The Guilford Press.

Decety, J., & Grèzes, J. (2006). The power of simulation: imagining one's own and other's behavior. *Brain Research, 1079*(1), 4-14.

Decety, J., & Jackson, P. L. (2004). The functional architecture of human empathy. *Behavioral and Cognitive Neuroscience Reviews, 3*, 71-100.

Decety, J., Perani, D., Jeannerod, M., Bettinardi, V., Tadary, B., Mazziotta, J. C., ··· Fazio, F. (1994). Mapping motor representations with positron emission tomography. *Nature, 371*, 600-602.

DeMeyer, M., Alpern, G., Barons, S., DeMyer, W., Churchill, D., Hingtgen, J., ··· Kimberlin, C. (1972). Imitation in autistic, early schizophrenic, and non-psychotic subnormal children. *Journal of Autism and Child Schizophrenia, 2*, 264-287.

Dinstein, I., Hasson, U., Rubin, N., & Heeger, D. J. (2007). Brain areas se-
lective for both observed and executed movements. *J. Neurophysiol,*
98, 1415-1427.

Dinstein, I., Thomas, C., Humphreys, K., Minshew, N., Behrmann, M., &
Heeger, D. J. (2010). Normal movement selectivity in autism. *Neuron,*
66(3), 461-469.

Dokic, J., & Proust, J. (2002). *Simulation and knowledge of action.* Amster-
dam, The Netherland: John Benjamins Publishing Company.

Ehrsson, H. H., Geyer, S., & Naito, E. (2003). Imagery of voluntary move-
ment of fingers, toes and tongue activates corresponding body-part-
specific motor representations. *Journal of Neurophysiology, 90,*
3304-3316.

Fabbri-Destro, M., & Rizzolatti, G. (2008). The mirror system in monkeys
and humans. *Physiology, 23,* 171-179.

Fadiga, L., Fogassi, L., Pavesi, G., & Rizzolatti, G. (1995). Motor facilita-
tion during action observation: A magnetic stimulation study. *Journal*
of Neurophysiology, 73, 2608-2611.

Fogassi, L., Ferrari, P. F., Gesierich, B., Rozzi, S., Chersi, F., & Rizzolatti,
G. (2005). Parietal lobe: From action organization to intention under-
standing. *Science, 308,* 662-667.

Frith, U. (1970a). Studies in pattern detection in normal and autistic children
I: Immediate recall of auditory sequences. *Journal of Abnormal Psy-*
chology, 69, 413-420.

Frith, U. (1970b). Studies in pattern detection in normal and autistic children
II: Reproduction and production of color sequences. *Journal of Experi-*

mental Child Psychology, 10, 120-135.

Frith, U. (1989). *Autism: Explaining the enigma.* Oxford, UK: Blackwell.

Frith, U. (2003). *Autism: Explaining the enigma* (2nd ed.). Malden, MA: Blackwell.

Frith, U., & Happé, F. (1994). Autism: Beyond "theory of mind". *Cognition, 50,* 115-132.

Frith, U., Happé, F., & Siddons, F. (1994). Autism and theory of mind in everyday life. *Social Development, 3,* 108-124.

Gallese, V., & Goldman, A. I. (1998). Mirror neurons and the simulation theory. *Trends in Cognitive Sciences, 2,* 493-501.

Gallese, V., Fadiga, L., Fogassi, L., & Rizzolatti, G. (1996). Action recognition in the premotor cortex. *Brain, 119,* 593-609.

Gallese, V., Fogassi, L., Fadiga, L., & Rizzolatti, G. (2002). Action representation and the inferior parietal lobule. In W. Prinz & B. Hommel (Eds.), *Attention and performance* (Vol. XIX, pp. 247-266). New York, NY: Oxford University Press.

Gazzola, V., van der Worp, H., Mulder, T., Wicker, B., Rizzolatti, G., & Keysers, C. (2007). Aplasics born without hands mirror the goal of hand actions with their feet. *Current Biology, 17,* 1235-1240.

Ghent, L. (1956). Perception of overlapping and embedded figures by children of different ages. *American Journal of Psychology, 69,* 575-587.

Grafton, S. T., Arbib, M. A., Fadiga, L., & Rizzolatti, G. (1996). Localization of grasp representations in humans by positron emission tomography. *Experimental Brain Research, 112,* 103-111.

Green, D., Baird, G., Barnett, A., Henderson, L., Huber, J., & Henderson, S.

(2002). The severity and nature of motor impairment in asperger's syndrome: A comparison with specific developmental disorder of motor function. *Journal of Child Psychology and Psychiatry, 43*, 655-668.

Grèzes, J., & Decety, J. (2001). Functional anatomy of execution, mental simulation, observation and verb generation of actions: A meta-analysis. *Human Brain Mapping, 12*, 1-19.

Grèzes, J., Frith, C. D., & Passingham, R. E. (2004). Inferring false beliefs from the actions of oneself and others: An fMRI study. *NeuroImage, 21*, 744-750.

Hamilton, A. F., & Grafton, S. T. (2006). Goal representation in human anterior intraparietal sulcus. *The Journal of Neuroscience: The Official Journal of the Society for Neuroscience, 26*, 1133-1137.

Hamilton, A. F., & Grafton, S. T. (2008). Action outcomes are represented in human inferior frontoparietal cortex. *Cerebral Cortex, 18*, 1160-1168.

Hamilton, A. F., Brindley, R. M., & Frith, U. (2007). Imitation and action understanding in autistic spectrum disorders: How valid is the hypothesis of a deficit in the mirror neuron system? *Neuropsychologia, 45*, 1859-1868.

Hammes, J., & Langdell, T. (1981). Precursors of symbol formation and childhood autism. *Journal of Autism and Developmental Disorders, 11*, 331-346.

Hatfield, E., Cacioppo, J., & Rapson, R. (1994). *Emotional contagion.* New York, NY: The Cambridge Press.

Herbert, M. R., Ziegler, D. A., Makris, N., Filipek, P. A., Kemper, T. L.,

Normandin, J. J., Sanders, H. A., Kennedy, D. N., & Caviness, Jr. V. S. (2004). Localization of white matter volume increase in autism and developmental language disorder. *Annual Neurology, 55*, 530-540.

Hermelin, B., & O'Connor, N. (1970). *Psychological experiments with autistic children*. Oxford, UK: Pergamon Press.

Hesslow, G. (2002). Conscious thought as simulation of behavior and perception. *Trends in Cognitive Sciences, 6*, 242-247.

Hobson, R. P. (1993). *Autism and the development of mind*. Hillsdale, NJ: Lawrence Erlbaum Associates.

Hobson, R. P., & Lee, A. (1999). Imitation and identification in autism. *Journal of Child Psychology and Psychiatry, 40*, 649-659.

Hommel, B. (2004). Event files: Feature binding in and across perception and action. *Trends in Cognitive Sciences, 8*, 494-500.

Hoshi, E., & Tanji, J. (2000). Integration of target and body-part information in the premotor cortex when planning action. *Nature, 408*, 466-470.

Jackson, P. L., Meltzoff, A. N., & Decety, J. (2005). How do we perceive the pain of others? A window into the neural processes involved in empathy. *NeuroImage, 24*, 771-779.

Jackson, P. L., Brunet, E., Meltzoff, A. N., & Decety, J. (2005). Empathy examined through the neural mechanisms involved in imagining how I feel versus how you would feel pain: An event-related fMRI study. *Neuropsychologia* (electronic publication ahead of print).

Jeannerod, M. (1999). To act or not to act: Perspectives on the representation of actions. *Quarterly Journal of Experimental Psychology, 52A*, 1-29.

Johnson, M., & Vecera, S. (1993). Cortical parcellation and the develop-

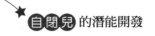
ment of face processing. In de B. Boysson-Bardies, de S. Schonen, P. W. Jusczyk, P. McNeilage & J. Morton (Eds.), *Developmental neurocognition: Speech and face processing in the first year of life* (pp. 135-148). Boston, MA: Kluwer Academic Publishers.

Jones, V., & Prior, M. (1985). Motor imitation abilities and neurological signs in autistic children. *Journal of Autism and Developmental Disorders, 15*, 37-46.

Just, M. A., Cherkassky, V. L., Keller, T. A., & Minshew, N. J. (2004). Cortical activation and synchronization during sentence comprehension in high-functioning autism: Evidence of underconnectivity. *Brain, 127*, 1811-1821.

Kakei, S., Hoffman, D. S., & Strick, P. L. (1999). Muscle and movement representations in the primary motor cortex. *Science, 285*, 2136-2139.

Kakei, S., Hoffman, D. S., & Strick, P. L. (2001). Direction of action is represented in the ventral premotor cortex. *Nature Neuroscience, 4*, 1020-1025.

Kanner, L. (1943). Autistic disturbances of affective contact. *The Nervous child, 2*, 217-250.

Kanner, L., & Eisenberg, L. (1956). Early infantile autism 1943-1955. *American Journal of Orthopsychiatry, 26*, 55-65.

Kellegrew, D. H. (1998). Creating opportunities for occupation: An intervention to promote the self-care independence of young children with special needs. *American Journal of Occupational Therapy, 52*, 457-465.

Kohler, E., Keysers, C., Umilta, M. A., Fogassi, L., Gallese, V., & Rizzolatti, G. (2002). Hearing sounds, understanding actions: Action representation in mirror neurons. *Science, 297*, 846-848.

Leslie, A. M. (1987). Pretence and representation: The origins of "theory of mind". *Psychological Review, 94*, 412-426.

Leslie, A. M. (1988). Some implications of pretence for mechanisms underlying the child's theory of mind. In J. W. Astington, P. L. Harris & D. R. Olson (Eds.), *Developing theories of mind.* New York, NY: The Cambridge University Press.

Markram, H., Rinaldi, T., & Markram, K. (2007). The intense world syndrome: An alternative hypothesis for autism. *Frontiers in Neuroscience, 1*, 77-96.

Martineau, J., Cochin, S., Magne, R., & Barthelemy, C. (2008). Impaired cortical activation in autistic children: Is the mirror neuron system involved? *International Journal of Psychophysiology, 68*, 35-40.

Meili-Dworetzki, G. (1956). The development of perception in the Rorschach. In B. Klopfer (Ed.), *Developments in the Rorschach technique* (pp. 108-176). New York, NY: Harcourt, Brace & World.

Meister, I. G., Krings, T., Foltys, H., Müller, M., Töpper, R., & Thron, A. (2004). Playing piano in the mind: An fMRI study on music imagery and performance in pianists. *Cognitive Brain Research, 19*, 219-228.

Meltzoff, A., & Decety, J. (2003). What imitation tells us about social cognition: A rapprochement between developmental psychology and cognitive neuroscience. *Philosophical Transactions of the Royal Society of London, Series B, Biological Sciences, 358*, 491-500.

Meltzoff, A., & Gopnik, A. (1993). The role of imitation in understanding persons and developing theories of mind. In S. Baron-Cohen & H. Ta-ger-Flusberg (Eds.), *Understanding other minds: Perspectives from autism*. Oxford, UK: Oxford University Press.

Meltzoff, A., & Moore, M. (1997). Explaining facial imitation: A theoretical model. *Early Development & Parenting, 6*, 179-192.

Michelon, P., Vettel, J. M., & Zacks, J. M., (2005). Lateral somatotopic or-ganization during imagined and prepared movements. *Journal of Neu-rophysiology, 95*(2), 811-822.

Milne, E., Swettenham, J., Hansen, P., Campbell, R., Jeffries, H., & Plaisted, K. (2002). High motion coherence thresholds in children with autism. *Journal of Child Psychology and Psychiatry, 43*, 255-263.

Mottron, L., & Belleville, S. (1993). A study of perceptual analysis in a high-level autistic subject with exceptional graphic abilities. *Brain and Cognition, 23*, 279-309.

Myles, B. S., Swanson, T. C., Holverstott, J., & Duncan, M. M. (Eds.) (2007). *Autism spectrum disorders: A handbook for parents and pro-fessionals* (Vol. 1). Westport, CT: Praeger.

Navon, D. (1977). Forest before trees: The precedence of global features in visual perception. *Cognitive Psychology, 9*, 353-383.

Newschaffer, C. J., Falb, M. D., & Gurney, J. G. (2005). National autism prevalence trends from United States special education data. *Pediatrics, 115*, e277-e282.

Nishitani, N., Avikainen, S., & Hari, R. (2004). Abnormal imitation-related cortical activation sequences in asperger's syndrome. *Annals of Neur-ology, 55*, 558-562.

Oberman, L. M., Hubbard, E. M., McCleery, J. P., Altschuler, E. L., Rama-chandran, V. S., & Pineda, J. A. (2005). EEG evidence for mirror neur-on dysfunction in autism spectrum disorders. *Brain Research: Cognitive Brain Research, 24*, 190-198.

Oberman, L. M., Ramachandran, V. S., & Pineda, J. A. (2008). Modulation of musuppression in children with autism spectrum disorders in re-sponse to familiar or unfamiliar stimuli: The mirror neuron hypothesis. *Neuropsychological, 46*, 1558-1565.

Ohta, M. (1987). Cognitive disorders of infantile autism: A study employing the WISC, spatial relationships, conceptualization, and gestural imita-tion. *Journal of Autism and Developmental Disorders, 17*, 45-62.

Ozonoff, S., Strayer, L., McMahon, A., & Filloux, F. (1994). Executive function abilities in autism and Tourette Syndrome: An information processing approach. *Journal of Child Psychology and Psychiatry, 35*, 1015-1032.

Park, D., & Youderian, P. (1974). Light and number: Ordering principles in the world of an autistic child. *Journal of Autism and Childhood Schizo-phrenia, 4*, 313-323.

Pascual-Leone, A. (2005). Impaired motor facilitation during action obser-vation in individuals with autism spectrum disorder. *Current Biology, 15*, 84-85.

Plaisted, K., Saksida, L., Alcantara, J. I., & Weisblatt, E. J. L. (2003). To-wards an understanding of the mechanisms of weak central coherence effects: Experiments in visual configural learning and auditory percep-tion. *Philosophical Transactions of the Royal Society of London: Seri-*

es B, Biological Sciences, 358, 375-386.

Plaisted, K., Swettenham, J., & Rees, L. (1999). Children with autism show local precedence in a divided attention task and global precedence in a selective attention task. *Journal of Child Psychology and Psychiatry, 40*, 733-742.

Premack, D., & Woodruff, G. (1978). Does the chimpanzee have a theory of mind? *Behavioural and Brain Sciences, 4*, 515-526.

Prinz, W. (2003). Experimental approaches to action. In J. Roessler & N. Eilan (Eds.), *Agency and self-awareness* (pp. 175-187). Oxford, UK: Oxford University Press.

Raymaekers, R., Wiersema, J. R., & Roeyers, H. (2009). EEG study of the mirror neuron system in children with high functioning autism. *Brain Research, 1034*, 113-121.

Rizzolatti, G., & Craighero, L. (2004). The mirror-neuron system. *Annual Review of Neuroscience, 27*, 169-192.

Rizzolatti, G., Camarda, R., Foggasi, L., Gentilucci, M., Luppino, G., & Matelli, M. (1988). Functional organization of inferior area 6 in the macaque monkey II: Area F5 and the control of distal movements. *Experimental of Brain Research, 71*, 491-507.

Rizzolatti, G., Fabbri-Destro, M., & Cattaneo, L. (2009). Mirror neurons and their clinical relevance. *Nature Clinical Practice Neurology, 5*, 24-34.

Rizzolatti, G., Fogassi, L., & Gallese, G. (2001). Neurophysiological mechanisms underlying the understanding and imitation of action. *Nature Reviews Neuroscience, 2*, 661-670.

Rochat, P. (1999). *Early social cognition: Understanding others in the first months of life*. Mahawah, NJ: Lawrence Erlbaum Associates.

Rogers, S., & Pennington, B. (1991). A theoretical approach to the deficits in infantile autism. *Development and Psychopathology, 3*, 137-162.

Rogers, S., Bennetto, L., McEvoy, R., & Pennington, B. (1996). Imitation and pantomime in high-functioning adolescents with autism spectrum disorders. *Child Development, 67*, 2060-2073.

Rogers, S., Hepburn, S., Stackhouse, T., & Wehner, E. (2003). Imitation performance in toddlers with autism and those with other developmental disorders. *Journal of Child Psychology and Psychiatry, 44*, 763-781.

Rubenstein, J. L., & Merzenich, M. M. (2003). Model of autism: Increased ratio of excitation/inhibition in key neural systems. *Genes, Brain and Behavior, 2*, 255-267.

Ruby, P., & Decety, J. (2001). Effect of subjective perspective taking during simulation of action: A PET investigation of agency. *Nature Neuroscience, 4*, 546-550.

Ruby, P., & Decety, J. (2003). What you believe versus what you think they believe: A neuroimaging study of conceptual perspective taking. *The European Journal of Neuroscience, 17*, 2475-2480.

Ruby, P., & Decety, J. (2004). How would you feel versus how do you think she would feel? A neuroimaging study of perspective taking with social emotions. *Journal of Cognitive Neuroscience, 16*, 988-999.

Schubotz, R. I., & von Cramon, D. Y. (2004). Sequences of abstract nonbiological stimuli share ventral premotor cortex with action observation and imagery. *Journal of Neuroscience, 24*, 5467-5474.

Shah, A., & Frith, U. (1983). An islet of ability in autistic children: A research note. *Journal of Child Psychology and Psychiatry, 24*, 613-620.

Shah, A., & Frith, U. (1993). Why do autistic individuals show superior performance on the block design task? *Journal of Child Psychology and Psychiatry, 34*, 1351-1364.

Sigman, M., & Ungerer, J. (1984). Attachment behaviors in autistic children. *Journal of Autism and Developmental Disorders, 14*(3), 231-244.

Singer, T., Seymour, B., O'Doherty, J., Kaube, H., Dolan, R. J., & Frith, C. D. (2004). Empathy for pain involves the affective but not sensory components of pain. *Science, 303*, 1157-1161.

Smith, I., & Bryson, S. (1998). Gesture imitation in autism I: Nonsymbolic postures and sequences. *Cognitive Neuropsychology, 15*, 747-770.

Stefan, K., Cohen, L. G., Duque, J., Mazzocchio, R., Celnik, P., Sawaki, L., Ungerleider, L., & Classen, J. (2005). Formation of a motor memory by action observation. *The Journal of Neuroscience, 25*, 9339-9346.

Stevens, J. A., Fonlupt, P., Shiffrar, M. A., & Decety, J. (2000). New aspects of motion perception: Selective neural encoding of apparent human movements. *NeuroReport, 11*, 109-115.

Stone, W., Lemanek, K., Fishel, P., Fernandez, M., & Altemeier, W. (1990). Play and imitation skills in the diagnosis of autism in young children. *Pediatrics, 64*, 1688-1705.

Stone, W., Ousley, O., & Littleford, C. (1997). Motor imitation in young children with autism: What's the object? *Journal of Abnormal Child Psychology, 25*, 475-485.

Strafella, A. P., & Paus, T. (2000). Modulation of cortical excitability during action observation: A transcranial magnetic stimulation study. *Neuro-report, 11*, 2289-2292.

Sutton-Smith, B. (1980). Children's play: Some sources of play theorizing. In K. H. Rubin (Ed.), *New directions for child development: No. 9. Children's play* (pp. 1-16). San Francisco, CA: Jossey-Bass.

Tager-Flusberg, H. (1993). What language reveals about the understanding of minds in children with autism. In S. Baron-Cohen, H. Tager-Flusberg & D. J. Cohen (Eds.), *Understanding other minds: Perspectives from autism* (pp. 138-157). Oxford, UK: Oxford University Press.

Umiltà, M. A., Escola, L., Intskirveli, I., Grammont, F., Rochat, M., Caruana, F.,··· Rizzolatti, G. (2008). When pliers become fingers in the monkey motor system. *Proceedings of the National Academy of Sciences of the United States of America, 105*, 2209-2213.

Umiltà, M. A., Kohler, E., Gallese, V., Fogassi, L., Fadiga, L., Keysers, C., & Rizzolatti, G. (2001). I know what you are doing: A neurophysiological study. *Neuron, 31*, 155-165.

Wellman, H. M. (1990). Before three. In H. M., Wellman (Ed.), *The children's theory of mind* (pp. 207-242). Cambridge, MA: The MIT Press.

Wetherby, H. M., & Prutting, C. A. (1984). Profiles of communicative and cognitive-social abilities in autistic children. *Journal of Speech and Hearing Research, 27*, 364-377.

Wicker, B., Keysers, C., Plailly, J., Royet, J. P., Gallese, V., & Rizzolatti, G. (2003). Both of us disgusted in my insula: The common neural basis of seeing and feeling disgust. *Neuron, 40*, 655-664.

Williams, J. H. G., Andrew, W., Thomas, S., & David, P. I. (2001). Imitation,

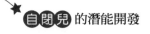

mirror neurons and autism. *Neuroscience and Biobehavioral Reviews, 25*, 287-295.

Williams, J., Whiten, A., & Singh, T. (2004). A systematic review of action imitation in autistic spectrum disorder. *Journal of Autism and Developmental Disorders, 34*(3), 285-299.

Wilson, M., & Knoblich, G. (2005). The case of motor involvement in perceiving conspecifics. *Psychological of Bulletin, 131*, 460-473.

Wimmer, H., & Perner, J. (1983). Beliefs about belief: Representation and constraining function of wrong beliefs in young children's understanding deception. *Cognition, 13*, 103-128.

Witkin, H. A. (1950). Individual differences in ease of perception of embedded figures. *Journal of Personality, 19*, 1-15.

Witkin, H. A., & Goodenough, D. R. (1981). *Cognitive styles: Essence and origins.* New York, NY: International University Press.

note

國家圖書館出版品預行編目（CIP）資料

自閉兒的潛能開發：結合理論與實務 / 羅鈞令著.
-- 初版. -- 臺北市：心理，2013.1
面；　公分. --（障礙教育系列；63114）

ISBN 978-986-191-528-9（平裝）

1.自閉症　2.潛能開發　3.親職教育

415.988　　　　　　　　　　　　　　101024638

障礙教育系列 63114

自閉兒的潛能開發：結合理論與實務

作　　者：羅鈞令
責任編輯：郭佳玲
總 編 輯：林敬堯
發 行 人：洪有義
出 版 者：心理出版社股份有限公司
地　　址：231 新北市新店區光明街 288 號 7 樓
電　　話：(02) 29150566
傳　　真：(02) 29152928
郵撥帳號：19293172 心理出版社股份有限公司
網　　址：http://www.psy.com.tw
電子信箱：psychoco@ms15.hinet.net
駐美代表：Lisa Wu（lisawu99@optonline.net）
排 版 者：龍虎電腦排版股份有限公司
印 刷 者：東縉彩色印刷有限公司
初版一刷：2013 年 1 月
初版二刷：2016 年 2 月
I S B N：978-986-191-528-9
定　　價：新台幣 250 元